出版者的话

中国中医药出版社作为直属于国家中医药管理局的唯一国家级中医药专业出版社，自创办以来，始终定位于"弘扬中医药文化的窗口，交流中医药学术的阵地，传播中医药文化的载体，培养中医药人才的摇篮"，不断锐意进取，实现了由小到大、由弱到强、由稚嫩到成熟的跨越式发展，短短的 20 多年间累计出版图书 3600 余种，出书范围涉及全国各级各类中医药教材和教学参考书；中医药理论、临床著作，科普读物；中医药古籍点校、注释、语译；中医药译著和少数民族文本；中医药政策法规汇编、年鉴等。基本实现了"只要是中医药书我社最多，只要是中医药教材我社最全，只要是中医药书我社最有权威性"的目标，在中医药界和社会上产生了广泛的影响。2009 年我社被国家新闻出版总署评为"全国百佳图书出版单位"。

为了进一步扩大我社中医药图书的传播效应，充分利用优秀中医药图书的价值，满足更多读者，尤其是一线中医药工作者的需求，我们在努力策划、出版更多更好新书的同时，从早期出版的专业学术图书中精心挑选了一批读者喜欢、篇幅适中、至今仍有很高实用价值和指导意义的品种，以"中医药畅销书选粹"系列图书的形式重新统一修订、刊印。整套图书约100种，根据内容大致分为七个专辑："入门进阶"主要是中医入门、启蒙进阶类基础读物；"医经索微"是对中医经典的体悟、阐释；"名医传薪"记录、传承名医大家宝贵的临证经验；"针推精华"精选针灸、推拿临床经验；"特技绝活"展现传统中医丰富多样的特色疗法；"方药存真"则是中药、方剂的精编和临床应用；"临证精华"汇集临床各科精妙之法。可以说基本涵盖了中医各主要学科领域，对于广大读者学习中医、认识中医和应用中医大有裨益。

今年是"十二五计划"的开局之年，我们将牢牢抓住机遇，迎接挑战，不断创新，不辱中医药出版人的使命，出版更多、更好的中医药图书，为弘扬、传播中医药文化知识作出更大的贡献。

中国中医药出版社

2012 年 1 月

中医药畅销书选粹·方药存真

皮肤病必效单方2000首

张俊庭 编著

中国中医药出版社·北京

图书在版编目（CIP）数据

皮肤病必效单方2000首/张俊庭编.—2版.—北京：
中国中医药出版社，2012.1（2023.4重印）
（中医药畅销书选粹·方药存真）
ISBN 978-7-5132-0552-8

Ⅰ．①皮…　Ⅱ．①张…　Ⅲ．①皮肤病-单方（中药）-
汇编　Ⅳ．①R289.5

中国版本图书馆 CIP 数据核字（2011）第 162866 号

中国中医药出版社出版

北京经济技术开发区科创十三街 31 号院二区 8 号楼
邮政编码　100176
传真　010-64405721
山东华立印务有限公司印刷
各地新华书店经销

开本 880×1230　1/32　印张 8.5　字数 212 千字
2012 年 1 月第 2 版　2023 年 4 月第 7 次印刷
书号　ISBN 978-7-5132-0552-8

定价　35.00 元
网址　www.cptcm.com

服 务 热 线　010-64405510
购 书 热 线　010-89535836
维 权 打 假　010-64405753

微信服务号　zgzyycbs
微商城网址　https://kdt.im/LIdUGr
官 方 微 博　http://e.weibo.com/cptcm
天猫旗舰店网址　https://zgzyycbs.tmall.com
如有印装质量问题请与本社出版部联系（010-64405510）

前　言

古往今来，中医皮肤病单方以其显著的疗效，为解除人民病痛起到了很大的作用，成为中医药学的重要组成部分。

中医皮肤病单方，经历代发展总结，广为古今医患者所用。其单方一味，能治大病，世人所知。惜皮肤病单方多广散于古今浩如烟海的医籍文献中，迄今尚无皮肤病单方的系统专著。

为了方便广大中医同道在诊治中遣方用药和广大皮肤病患者自我治疗，编者根据古今大量名医的皮肤病外治奇方妙术、民间神奇效验方、祖传灵验秘方，结合现代中药科研成果和个人临床经验，精选出临床用之有效、验之有据的皮肤病单方妙法 2000 余首。内容以病为纲，分列 11 病系，基本囊括了皮肤科诸病。每首单方，从所治病名称到用法，详尽介绍，力求必效。特别在每一疾病治疗秘单验方之前，对病名作了简要介绍，目的在于对症用药，提高疗效。因此，本书的篇章，虽未必字字珠玑，但所载单方确实高效、灵验。

本书简便易学、内容丰富、使用方便，所选单方疗效确切、副作用少，确有简、便、廉、验、快等优点。许多病方经现代医药工作者和编著者临床反复验证，确具佳效。这是一本既适用于临床治疗，又有益于患者自疗的极好工具书。

由于水平有限，书中谬误之处，敬请读者指正，以便再版时修正。

张俊庭

目　录

第一章　细菌性皮肤病

一、黄　水　疮

〔病因概述〕

本病是一种化脓性传染疾患。夏秋季小儿易患，好发于暴露部位。

〔临床特点〕

初起为浅在型水疱，有痒感，后迅速变为脓疱。疱壁薄而易破，破后形成糜烂面，疱周边有炎性红晕，干后结成黄痂。愈后不留瘢痕，但稍有色素沉着。

〔中医病名〕

脓疱疮。

〔效方精萃〕

方药 1：白矾、松香各 30 克，陈麦秆 1 把。

主治：脓疱疮。

用法：先将白矾、松香放锅内化开，冷后研粉，以陈麦秆灰调和，用油调患处。

方药 2：地榆 60 克，黄柏 60 克。

主治：脓疱疮。

用法：上药共煎水去渣取药液温浴患部，每日 1 次。

方药 3：水八角适量。

主治：脓疱疮。

用法：水煎外洗，再研粉外敷患处。

方药 4：鲫鱼

主治：脓疱疮。

用法：鲫鱼切片和盐捣，外贴，频频更易，以愈为度。

方药 5：苦杏仁适量。

主治：脓疱疮

用法：用火把苦杏仁炙成炭，存性，研成细末，用香油或豆油熬开，调成稀糊状备用。用时先以淡盐开水将污痂洗净，然后涂上薄薄一层，纱布覆盖，每日或隔日 1 次。一般 1～2 次结痂，3～4 次痊愈。

方药 6：青黛粉 15 克，黄柏面 15 克，滑石粉 60 克。

主治：脓疱疮反复发作。

用法：直接撒扑外用。

方药 7：蚕豆种皮。

主治：脓疱疮。

用法：上药炒焦，研成细粉，用麻油调涂。

方药 8：野菊花适量。

主治：脓疱疮。

用法：上药煎汤洗，或捣烂外敷，每日 2～3 次。

方药 9：桃花适量。

主治：脓疱疮。

用法：研为粗末，饭后服之 3 克，日 3 次。

方药 10：牛蒡根五茎。

主治：脓疱疮。

用法：将上药洗净，煮烂捣汁，入米捣，服食一碗。

方药 11：穿山甲（炒）（现用代用品，下同）、铅粉（炒）、轻粉（隔纸微炒）各等份。

主治：黄水疮。

用法：上药为末，搽患处；干则用麻油调敷。

方药 12：白头翁 30 克，蚤休 30 克，白鲜皮 30 克。

主治：黄水疮。

用法：将上述中药煎汤，分 2 次外洗，将脓液、脓痂清除干净。

方药 13：雄黄 1 份，枯矾 2 份、生明矾 3 份。

主治：黄水疮。

用法：将上药共研细末，用时以此药粉干搽皮损处约 1 毫米厚，略加按压，以不掉为度，不必包扎。如有流黄水或药痂漂起，应随时用无菌棉球拭去，重复上药。1 日 1 次，一般 4～6 天即可痊愈。

方药 14：生大黄粉 5～9 克。

主治：黄水疮。

用法：外撒。

方药 15：冰片 3 克，乌贼骨 30 克。

主治：黄水疮。

用法：研细，菜油调搽。

又方治湿疹，乌贼骨研为细末，每日撒 1 次。

方药 16：密陀僧。

主治：黄水疮。

用法：研细末，和入香油，调成糊状，涂于患部，每日 2 次，约四五天即可结痂而愈。如患部奇痒者，可加铜绿少许，临用时配入研和。又如病灶部发炎红肿者，可加少许冰片，临用时加入研和。

方药 17：星星草一把。

主治：黄水疮。

用法：将花序炒黑存性，研为细粉，用香油调成糊状，搽患处。每天 1 次，连搽 3～5 次，皮肤即发干，以后逐渐恢复正常。

方药18：白公鸡毛。

主治：黄水疮。

用法：烧炭存性，研细备用。疮面有脓汁渗出者，将药末干撒其上，疮面未破或已结痂，用香油调药末涂。

方药19：黄柏、大枣肉各12克，轻粉0.15克。

主治：黄水疮。

用法：将黄柏、枣肉火烧存性研末，加轻粉和匀，香油调搽。又方用轻粉、黄柏、梅片共研细，香油调搽。

方药20：松香30克，铜绿30克，铅丹30克，枯矾30克。

主治：黄水疮。

用法：上药共外用散剂，清洁疮面后，取药粉末撒患处。

方药21：黄柏1500克，枯矾1500克，冰片150克。

主治：黄水疮。

用法：上药共外用散剂，清洁疮面后，用麻油调敷患处。

方药22：金龟下海丹3克，轻粉1.5克，黄连9克，银朱9克，冰片1.5克。

主治：黄水疮。

用法：上药共研细末，清油调药涂搽患处，有敛疮收口之功。

方药23：枯白矾、熟松香、黄丹各等量。

主治：黄水疮。

用法：上三味研成极细末，调麻油涂患处。

方药24：青黛15克，黄柏面15克，滑石粉60克。

主治：黄水疮。

用法：直接撒在患处。

方药25：黄柏面30克，黄芩面30克，凡士林240克。

主治：黄水疮。

用法：直接涂于皮损上，或用软膏摊在纱布上，敷于患处。

方药 26：桃胶、香油。

主治：黄水疮。

用法：将桃胶烧灰，调香油敷患处。

方药 27：苦杏仁适量。

主治：黄水疮。

用法：苦杏仁火炙成炭存性，研细末，用香油或豆油熬干，调成稀糊状备用。先用淡盐水把污痂洗净，然后将苦杏仁炭油调涂患处薄薄一层，用干净纱布或软布覆盖，以防药物脱落污染衣物。一般每日或隔日涂抹 1 次。

方药 28：五倍子 50 克，黄柏粉 100 克，枯矾 50 克。

主治：黄水疮。

用法：研极细末，瓶贮备用。用时先用野菊花或马齿苋煎水洗净局部，用香油调药涂局部，每日 1 次。

方药 29：陈艾叶 50 克，带壳杏仁 30 克。

主治：黄水疮。

用法：陈艾叶加水 1500 毫升，煎至 500 毫升，浸洗患部，另将带壳杏仁放入文火中烧至壳黑，取出杏仁，捣成霜状，涂抹患处，一日 3~4 次。

方药 30：三角泡 100 克，大叶桉 200 克，假茶辣叶 200 克。

主治：黄水疮。

用法：水煎外洗。每天洗 3 次。

方药 31：松香 20 克，橄榄树皮 30 克。

主治：黄水疮。

用法：干品研成细粉备用。用时是用生理盐水清洗疮面，再将药粉混合均匀，撒布于疮面上均 2 厘米厚，再用消毒纱布包扎，每 1~2 日换药 1 次。

方药 32：梅养东（米碎花）15 克，金银花藤 10 克。

主治：黄水疮。

用法：水煎服，每日 1 剂，分 2 次服，以煎汁外洗患处。

方药 33：红毛虎耳草 100 克。

主治：黄水疮。

用法：鲜草煎水汁外洗；或以干品研末，调花椒油外敷患处。

方药 34：火斯米（胡桃）50～100 克。

主治：黄水疮。

用法：将火斯米未成熟外果壳春绒撒于疮上，每日 1 换。

方药 35：独根药 30 克。

主治：黄水疮。

用法：将上药晒干碾细过筛，菜油拌匀即得。每日 3 次，用适量药外擦患处。

方药 36：蒲公英根 60 克。

主治：黄水疮。

用法：将蒲公英根冲洗干净，浸 30 毫升香油炖热，用棉花蘸取以上制好的药适量搽患处。

方药 37：大黄 50 克，花椒 15 克。

主治：脓疱疮（黄水疮）。

用法：将上药煎水 200～300 毫升。先将渗出物和脓痂用药液洗净，再用纱布浸药液贴敷患处 10～20 分钟，每日 2～3 次，一般 3～4 天可愈。

方药 38：冰片 3 克，地榆 30 克，硫黄 15 克。

主治：脓疱疮（黄水疮）。

用法：地榆炒炭研末，冰片、硫黄研末，上三味药混合，用适量香油调成糊状，用时先用生理盐水洗净疮面，再涂此药包扎，每 3 天换药 1 次。

方药 39：红油膏：九一丹 30 克，东丹 4.5 克，凡士林 300 克。

主治：黄水疮（脓疱疮）。

用法：先将凡士林烊化，然后徐徐将两丹调入，和匀成膏。将此膏薄涂在纱布上约 1 毫米厚，盖贴患处。敷药前先将脓疱挑破，每个脓疱分开包扎。1日2次，一般3~6天可愈。

方药40：吾节（猪胆）1个。

主治：黄水疮。

用法：取鲜胆汁外搽。每日2~3次。

方药41：鱼腥草15克，黄柏9克，白鲜皮9克。

主治：黄水疮（脓疱疮）。

用法：将上药加水适量，煎取药液，凉至室温时反复冲洗患处，每日3~4次，一般4~8天可愈。

方药42：老柳树干皮适量，麻油适量。

主治：脓疱疮。

用法：将树皮焙干，研面，麻油调匀，外敷患处，每日2次。

方药43：夏枯草12克，苦杏仁适量。

主治：脓疱疮。

用法：夏枯草煎水服，每日1剂，苦杏仁捣烂外敷，每日1次。

方药44：风化石灰1升。

主治：脓疱疮。

用法：将石灰与水搅混，待澄清后，吹去水面浮衣，取中间清水。每水1份加麻油1份，搅调百遍，外涂患处。

方药45：甘草30克，麻油300毫升，人中黄3克。

主治：脓疱疮。

用法：将甘草，人中黄浸入油中一昼夜，小火炸至焦黄，去渣，留油备用，外搽患处。

方药46：芦荟30克，生甘草18克。

主治：脓疱疮。

用法：共研为细末，先将患处用热豆腐浆水洗净后，再将药末撒患处。每日早晚各1次。

方药47：见面草1把，排风藤1把，花椒15克，黄蜡、麻油各适量。

主治：脓疱疮。

用法：将麻油和药熬枯，滤去渣后，再加黄蜡，待熔化后离火，冷却成膏备用。药膏外涂患处，每日 2～3 次。

方药 48：硫黄 15 克，花椒 15 克，鸡蛋 1 个。

主治：脓疱疮。

用法：将鸡蛋打一小孔去黄留清，将硫黄、花椒装鸡蛋里，放火里烧糊研细末，疮面有渗出液者用干末，无渗出者用麻油调搽，每日 2 次。

方药 49：艾叶梗、大蒜梗叶各适量，花椒 9 克，陈石灰适量，麻油适量。

主治：脓疱疮。

用法：陈石灰研粉，将花椒用麻油煎黑焦去花椒，取油调石灰备用。先用艾梗叶、蒜梗叶、花椒煎水洗疮后，再用石灰油涂疮，每日 1 次。

方药 50：灯笼草果子，青黛各等分，冰片少许，鸡蛋数枚。

主治：脓疱疮。

用法：先将鸡蛋煮熟取黄煎油。灯笼草果子焙焦成炭，与青黛、冰片共研细面，以鸡蛋油调成糊状，外搽患处，每日 2～3 次。

方药 51：槐子 90 克，鸡蛋清 1 个，麻油适量。

主治：脓疱疮。

用法：用蛋清拌润槐子，再用火炒干，研细末，香油调匀备用。先用醋熬石灰水洗净疮痂再搽药，每日 2 次。

方药 52：满天星适量，麻油适量。

主治：脓疱疮。

用法：捣烂，用麻油煎熬，冷却后搽患部，每日 2～3 次。

方药 53：地骨皮适量，香油适量。

主治：脓疱疮。

用法：炒黄研细末，香油调匀，外搽患处，每日 2 次。

方药 54：大枣 30 克，枯矾 8 克。

主治：脓疱疮。

用法：共研细末，湿者干敷患处；干者香油调涂患处，每日 2 次。

方药 55：侧柏树皮适量，麻油适量。

主治：脓疱疮。

用法：上药烧存性，研成细粉，用麻油调敷患处，每日 1~2 次。

方药 56：花椒末、米醋各适量，白酒少许。

主治：小儿黄水疮。

用法：搅匀后涂搽患儿发痒的疮面。每日 3~5 次，连续涂 3~5 日。

方药 57：鲜马齿苋 30 克，鲜灯笼草 30 克。

主治：脓疱疮。

用法：洗净捣烂，外敷患处，每日 3 次。

方药 58：绿茶和五倍子各等量，冰片少许。

主治：小儿黄水疮。

用法：将上二药共研细末，再加少许冰片。洗净疮面后，将其敷上。

方药 59：天胡荽适量，茶油适量。

主治：小儿黄水疮。

用法：将前一药置新瓦上焙干研末，和茶油调匀，涂患处。每日数次，连涂 3~5 日。

方药 60：松香、香油或清油各适量。

主治：小儿头部黄水疮。

用法：松香适量研末，用香油或清油调成糊状，摊纸上卷起，用火燃着一头，将流出的黑油滴碗内，冷后，用此油搽患处，每日 1~2 次。

方药 61：地肤子 30 克，黄柏 30 克，芒硝 50 克。

主治：黄水疮。

用法：上药共研细末，过筛，装瓶备用。先用地肤子 20 克煎水洗净患处，然后撒上药粉，每日 2 次。

方药 62：莲房。

主治：黄水疮。

用法：烤焦（烧成灰白无效），研为细末、过筛，贮瓶备用。先用浓茶将疮面洗净，取上药末均匀撒在疮面上，渗湿又撒，直至疮面干燥后，用食油将痂洗净，再取药末用食油调成糊状，外敷疮面，每日 2～3 次。

二、丹　毒

〔病因概述〕

本病多因皮肤黏膜破损，火毒入侵，郁于肌肤而发，不分性别、年龄、季节均可发病。

〔临床特点〕

本病是一种皮肤突然变赤，色如涂丹，游走极快的传染性皮肤病。初起恶寒发热，患处焮赤灼热，迅速向外扩散。任何部位都可发生，但以下肢为多见，又称"水流火"；发于头面者称"抱头火丹"；新生儿丹毒，发无定处，称"赤游丹"。

〔中医病名〕

丹熛、赤丹。

〔效方精萃〕

方药 1：蚯蚓泥适量。

主治：丹毒。

用法：上药加水调匀，温敷患处。

方药 2：白鱼尾全草 10 ~ 15 克。

主治：丹毒。

用法：煎汤服。

方药 3：生草乌适量。

主治：丹毒。

用法：粉碎成细粉，用 75% 酒精浸泡 24 小时，取液外用擦患处。每日 3 ~ 4 次，每次适量。

方药 4：苍术 1000 克，蜂蜜 250 克。

主治：丹毒。

用法：先将苍术煎煮取汁浓缩成稠膏，加入蜂蜜调匀。每日 2 次，每次 1 汤匙，一般可服半月。

方药 5：蚯蚓粪 10 克，熟皮硝 15 克。

主治：丹毒。

用法：上药共合一处研细，用新汲水或井水浓调，厚敷患处，干则再上药。

方药 6：鲫鱼肉、赤小豆粉各适量。

主治：丹毒。

用法：将鲜鲫鱼肉捣烂，同赤小豆粉调匀，加水和之敷患处，每日 2 ~ 3 次。

方药 7：铃兰 30 克。

主治：丹毒。

用法：将上药水煎，洗患处。

方药 8：泥鳅若干。

主治：丹毒。

用法：取活泥鳅若干条，放于清水中令其在游动中自行洗涤。取出置盆中，投入适量白糖搅拌 10 分钟后，白糖即溶解于泥鳅体表分泌的黏液中，称此液为泥鳅滑液。取此滑液涂患处，干后再涂，1 日数次。

方药 9：苎麻嫩茎叶。

主治：丹毒。

用法：捣烂榨汁，涂敷患处。

方药10：芙蓉叶不拘多少（研末）。

主治：丹毒。

用法：用银花露同蜜调，或以菜油调敷。

方药11：荞麦面。

主治：丹毒。

用法：炒黄，用米醋调如糊状，涂于患部。早晚更换，有很好的消炎、消肿作用。

方药12：鲜油菜叶（捣烂）。

主治：丹毒。

用法：涂敷，每日更换2~3次，同时绞菜汁温饮一小杯，每日2~3次。

方药13：野外稻田、湖水、沼地自生之小水草（浮萍）。

主治：丹毒。

用法：取这类浮萍绞汁，敷患部，有止痛作用。

方药14：活蚯蚓6条，白糖45克。

主治：丹毒。

用法：共同捣烂如糊状，调敷患处。

方药15：鲤鱼（去骨）。

主治：丹毒。

用法：将其皮肉捣烂，敷于患处，干了再取换，可以预防病势扩延。

方药16：鲜益母草、鲜蒲公英各适量。

主治：丹毒。

用法：上药捣烂外敷，每日换药1次。

按语：本方可治疗丹毒、疖肿、乳痈。

方药17：赤小豆适量，鸡蛋数个。

主治：丹毒。

用法：赤小豆研末，以鸡蛋清调敷患处。每日1次。（单用鸡蛋清涂敷患处治疗丹毒，一般1~3天即可痊愈。）

方药 18：乳香末 6 克，没药末 6 克，淀粉 60 克，米醋 250 毫升。

主治：丹毒。

用法：将米醋放入砂锅内煮沸，下乳香、没药末搅匀，随搅随下淀粉，待成糊状后倒在牛皮纸上涂抹，厚度约 1.5 厘米，面积要大于患部，趁热敷于病变部位，然后用纱布包扎固定。

方药 19：马齿苋适量。

主治：小儿丹毒。

用法：洗净捣烂如泥，外敷患处，干即换去。也可将马齿苋洗净煮水置冷，用清冷的马齿苋水频频淋洗患处。另外可口服马齿苋水以配合治疗。

方药 20：生石灰 5000 克，桐油少许。

主治：丹毒。

用法：将石灰置于缸中溶解后，水面浮起一层结晶，将此结晶取出置于杯中，加桐油少许调匀外搽患处，每日 2 次。

方药 21：鲜紫藕、鲜矮凤仙花各等分。

主治：丹毒

用法：洗净泥，连根叶捣烂，外敷患处，每日 2 次。

方药 22：蚯蚓（去净泥）30 条，冰片 3 克，酒精（75%）60 克。

主治：小儿丹毒。

用法：将前二味药入酒精浸泡数日，然后用棉签蘸药汁涂患处，每日数次，连日涂敷。

方药 23：生葱数棵。

主治：小儿丹毒。

用法：剥去生葱老皮，捣烂取汁，敷涂患处，频频涂敷。

方药 24：红茶 10 克，藤黄 30 克。

主治：小儿丹毒。

用法：用红茶煎汁与藤黄调匀，涂患处。

三、毛 囊 炎

〔**病因概述**〕

毛囊炎是一种由葡萄球菌侵入毛囊及皮脂腺所引起的急性化脓性炎症。中医认为本病多因湿热郁久、外受风火所致。

〔**临床特点**〕

本病多发于头、项、背等处，初起在毛囊处出现红色丘疹，形如粟米，渐大如痘，后顶端化脓，呈脓疱样，散在发生，痛痒较甚。本病容易反复，时破时敛，缠绵难愈。

〔**中医病名**〕

发于头部者谓"发际疮"，发于臀部者谓"坐板疮"，还有"肉龟""羊须疮"等名称。

〔**效方精萃**〕

方药 1：土大黄（羊蹄甲草、猪耳朵叶）鲜品全草 500 克，白矾 90 克。

主治：毛囊炎。

用法：将土大黄洗净，同白矾一起，加水 2000 克，煎至 1500 克。每半月剃头 1 次，剃后遂用药水连渣在患部拭洗。一次减轻，两次痊愈，三次除根。

方药 2：水银 10 克，亚铅化粉 25 克，生猪板油 50 克。

主治：毛囊炎。

用法：先把水银用唾液研磨开，然后将 3 味药放在青石板上捣成糊状。隔日涂擦患处一次，一般两三次即愈。

方药 3：五倍子末 310 克，雄黄末 30 克，枯矾末 30 克

主治：毛囊炎。

用法：先将雄黄及枯矾研细，后加五倍子末研和，用香油或醋调敷疮上。

方药4：鲜败酱草5 000克。

主治：毛囊炎。

用法：将净水40千克煮败酱草，煎至3小时后过滤，再煎浓缩成膏。加蜜适量，贮存备用。用时外涂，每次6克，每日2次。

方药5：黄柏15克，雄黄10克，苍耳子10克。

主治：毛囊炎。

用法：上方水煎为液，趁热熏洗患处，每日1次，10次为1疗程。最适宜于热毒夹风型。

方药6：五倍子末3克，冰片1.5克，鸡蛋黄2个。

主治：毛囊炎。

用法：将鸡蛋煮熟取蛋黄，捣碎放在铁勺内，先用温火炒至蛋黄变焦，然后用武火炒至出油，去渣取油，再把五倍子末、冰片研匀调入蛋黄油内，使之成粥状备用。先将局部洗净，把配好的蛋黄油涂患处，每日1~2次，至愈为止。

方药7：芫花、川椒各15克，黄柏30克。

主治：毛囊炎。

用法：将上药碾成粗末，装纱布袋内，加水2500~3000毫升，煮沸30分钟，用小毛巾蘸药汤溻洗患处，每日1~2次，10日为1疗程。适宜于热毒挟风型。

方药8：蛇皮1张，全蝎2个，蜂房1个。

主治：毛囊炎。

用法：将上药一同泡入适量食醋中24小时后即可使用。以棉花蘸药液涂患处，每日4~6次。

方药9：六神丸20粒，七厘散1支。

主治：毛囊炎。

用法：用水将上药调成糊状，涂患部，每日4~6次。

方药 10：蛇皮 1 张、全蝎 2 个，蜂房 1 个。

主治：单纯性毛囊炎。

用法：将上药一同泡入适量食醋中，24 小时后取汁外用。

方药 11：陈石灰。

主治：单纯性毛囊炎。

用法：研成细末，高粱酒调成稀浆，涂搽患处。

方药 12：土蜂窝 30 克，蛇蜕 1 条。

主治：单纯性毛囊炎。

用法：上药用泥裹，火煅存性，研末外用。

方药 13：苍耳子连根、干。

主治：单纯性毛囊炎。

用法：烧灰，加醋调如泥，涂患处。

方药 14：白芷 3 克，生姜 30 克，酒 1 盏。

主治：单纯性毛囊炎。

用法：上药擂，取汁温服。

方药 15：五倍子 60 克（用蜂蜜搅拌后炒黄，研细），鹅粪 60 克（阴干，用新瓦焙至冒烟，研细末）。

主治：单纯性毛囊炎。

用法：将以上二药和匀，米醋调成糊状，外敷患处。

方药 16：蒲黄 6 克，吴茱萸 12 克。

主治：单纯性毛囊炎。

用法：共研细末，麻油调涂患处。

方药 17：大黄、冰片、芒硝适量。

主治：单纯性毛囊炎。

用法：上药共研细末，醋调外敷。

方药 18：蜂蜜、生葱适量。

主治：单纯性毛囊炎。

用法：捣烂如泥，外敷患处。

方药 19：五倍子不论多少。

主治：头部毛囊周围炎。

用法：上药在瓦上焙干，研细末，冷水调涂。加入数滴麻油调涂亦可。

方药 20：黄连 6 克，黄蜡 15 克，麻油 12 克。

主治：头部毛囊周围炎。

用法：将黄连研极细末，将麻油熬至滴水成珠，加入黄蜡，待化尽后离火，候冷，然后加入黄连粉，搅匀即可。将药膏涂于纱布上，敷贴患处。

方药 21：熟石膏 27 克，升丹 3 克。

主治：头部毛囊周围炎。

用法：上药共研极细末。搽于疮口中，或用药线蘸药插入，外盖膏药或药膏。

方药 22：石灰、大黄适量。

主治：头部毛囊周围炎。

用法：上药同炒，以石灰变为红色为度，去大黄，研石灰，筛细粉，凉水或醋调敷患处。

方药 23：苍耳根叶。

主治：脓疱性毛囊炎。

用法：上药捣，和小儿尿绞汁，冷服 1000 毫升，日服3 次。

方药 24：鲜芭蕉叶、根。

主治：头部毛囊周围炎。

用法：上药洗净，捣烂如泥，外敷患处。

方药 25：天花粉。

主治：头部毛囊周围炎。

用法：上药焙干，研细末，用植物油调敷患处。

方药 26：赤小豆。

主治：脓疱性毛囊炎。

用法：上药研细末，米醋调敷。

方药 27：赤小豆、青黛各 30 克，大黄 15 克。

主治：脓疱性毛囊炎。

用法：上药共为细末，蛋清调搽患处。

方药 28：新掘天门冬 90~150 克。

主治：脓疱性毛囊炎。

用法：上药洗净，沙盆擂细，以好酒滤汁，顿服。

方药 29：雪白矾末 15 克。

主治：脓疱性毛囊炎。

用法：上药葱白煨熟，捣和为丸，梧子大，每服 7.5 克，以酒送下。

方药 30：新鲜海金沙叶。

主治：脓疱性毛囊炎。

用法：上药洗净捣烂，外敷。

方药 31：王不留行子。

主治：脓疱性毛囊炎。

用法：上药为末，蟾酥丸黍米大，每服 1 丸，酒下，汗出即愈。

方药 32：胡粉、黄连各 30 克，腻粉 3 克。

主治：发际疮。

用法：共研细末，干扑疮上。

方药 33：白僵蚕 10 克。

主治：发际疮。

用法：研细粉，温开水送服，每次 2 克。

方药 34：大黄粉、硫黄粉各 75 克。

主治：发际疮。

用法：上药入饱和石灰水加至 1000 毫升，外搽。

方药 35：鲜丝瓜一条。

主治：发际疮。

用法：洗净捣烂如泥状，外敷患处，每天 1~2 次。

方药 36：杏仁适量。

主治：发际疮。

用法：上药研细，麻油少许调匀，外涂患处。

第二章　真菌性皮肤病

一、面　　癣

〔病因概述〕

本病大多因手、足癣经搔抓后传延至面部所致，多由风湿客于肌表，湿热毒邪郁于肌肤而发病。

〔临床特点〕

呈丘疹和疱疹样，并有结痂和鳞屑散在分布于面颊、前额、颈部等处。自觉瘙痒，好发于夏秋季节。

〔中医病名〕

圆癣、金钱癣、荷叶癣、荷钱癣疮、雀眼癣。

〔效方精萃〕

方药1：全蝎3个，金头蜈蚣2条，白酒适量。

主治：面癣。

用法：将前二味药浸泡白酒中1~2天，搽洗患处，每日1次。

方药2：雄鸡睾丸。

主治：面癣。

用法：将一端切开少许，以暴露的横断面轻轻摩擦癣处，即有一种软性滋润如豆腐渣一样的东西留在皮肤上。一颗可用

2~3 天，可贮放冰箱，以免腐化。每天摩擦 4~5 次。

方药 3：蕺菜生叶 10 片。

主治：面癣疮。

用法：加少许盐，放入研钵中磨，将磨出的汁液搽于患部，每天 2 次，可痊愈。此方对任何皮肤病都有效。

方药 4：木槿皮、雄黄各适量。

主治：面癣。

用法：木槿皮浸液磨雄黄，涂搽患处。

方药 5：桃树叶。

主治：癣疮（颈面部癣）。

用法：泡水或水煎，洗搽患处，愈后不会再发。

方药 6：熟地。

主治：颈面花癣。

用法：老人头颈燥，屑痒痛，以熟地汁涂之即愈。

方药 7：胡粉。

主治：面癣。

用法：每用胡粉盛绢袋中，扑之，能绝根。

方药 8：核桃叶。

主治：颈面花癣。

用法：以核桃叶搽之可瘥。（或腊梅花搽之立瘥。）

方药 9：灯芯。

主治：面上颈上生癣。

用法：把灯芯成把搓摩，至极痒时，虫从灯草粘出，将灯草浮水，虫即可见。擦摩至 10 余次可以断根。

方药 10：鸡蛋 1 个，米醋适量。

主治：面癣。

用法：将鸡蛋浸米醋内 7 天 7 夜，蛋自化开。治癣时先用穿山甲刮破患处，将醋化蛋绞汁搽之。

方药 11：杏仁 15 克，醋 250 克。

主治：癣（荷钱癣疮）。

用法：杏仁打碎与醋混合加热后，备用。涂患处，每日2次，每用2天停2天，以愈为度。

方药12：苦楝子适量。

主治：癣。

用法：先将苦楝子洗干净，置于铁锅内炒枯，去仁，研细粉末，加等量植物油混合拌匀备用。用上药涂患处，每天1次。涂药前用明矾水将患处洗净。

方药13：雄黄、氧化锌各30克，凡士林300克。

主治：荷花癣。

用法：先将凡士林烊化，冷却，再将药粉徐徐调入即成，外搽患处。

方药14：田螺1个，信石0.6克。

主治：荷叶癣。

用法：田螺1个，开厣，入信石0.6克，待肉化水，抹上即痊。

方药15：巴豆仁3个。

主治：荷钱癣疮。

用法：巴豆仁3个，连油杵泥，用生绢包搽，每日一二次，3日即好。

方药16：绿豆。

主治：面癣如钱。

用法：用绿豆捶碎，以纸蒙碗口，针刺多孔，以碎豆铺纸上，钳炭火一块烧豆，豆灼纸将焦时去豆，揭纸取碗中流下豆水涂之。

二、头　　癣

〔病因概述〕

头癣是发生于头部毛发及皮肤的一种真菌病。有黄癣及白癣之分，多因头部不卫生，细胞内寄生一种头癣菌所致。主要见于儿童，易传染。

〔临床特点〕

黄癣的特征是：毛囊口围围轻度炎症，有少量鳞屑，后有黄痂，成片有鼠臭味，毛发脱落。

白癣的特征是：初起时有灰白色鳞屑，毛发易断而无华，并有典型的白套状毛发病灶，可相互融合，愈后无瘢痕。

〔中医病名〕

本病与中医学的"秃疮""癞头疮""肥疮""白秃疮""赤秃""瘌痢头""蛀毛癣"相类似。

〔效方精萃〕

方药 1：鲜侧柏叶 120 克。

主治：头癣（癞头疮）。

用法：将上药煎水滤渣取药液温浴头部，每日 1~2 次。

方药 2：黄柏、韦丹、洋樟、明矾、铜绿各等分。

主治：头癣。

用法：上药共研细末，以无声为度，用适量麻油或菜油调成糊状。令患者将头发全部剃光，以淡明矾水洗头部，把黄痂全部洗净，露出潮红皮肤，用干棉球将头部水分揩干，涂上油膏，1 日 2 次。涂后用干净油纸包头，戴上帽子，到痊愈为止。并将其日常用的帽子、头巾、梳子等煮沸消毒。

方药3：煤炭120克，花椒30克，茶油适量。

主治：头癣。

用法：煤炭选光亮如油者，二味共研细末，菜油调匀，外涂患处，涂布如帽状，每日1次。

方药4：石灰、马齿苋适量。

主治：头癣久不愈。

用法：石灰泡水，澄清后洗头，再用马齿苋捣烂，外敷患处，每日1次。

方药5：舌为给（蛇苦胆）适量。

主治：头癣（肥疮）。

用法：取干品适量，用开水磨成泥，外搽患处，每日1～2次。

方药6：嫩柏树枝150克，紫灶阳尘9克，食盐15克，桐油适量。

主治：头癣。

用法：先将柏枝捣泥，后加阳尘、食盐和匀，再入桐油调匀，外敷患处，每日1～2次。

方药7：苦楝子适量。

主治：头癣。

用法：先将苦楝子洗干净，置于铁锅内炒枯，去仁，研细末，加等量植物油混合拌匀涂患处，每天1次。涂药前用明矾水将患处洗净。一般涂药1次以后症状即显著改善，4次以上即可治愈。

方药8：紫皮独头蒜数枚。

主治：头癣。

用法：剥去外皮，用冷水洗2～3次，置于干净乳钵或器皿内捣成浆，用消毒纱布滤去残渣，取滤液备用。用时先剃头，用温水肥皂洗头，揩干后，用消毒毛刷或棉球蘸大蒜液涂搽患处，由外周向内涂搽。早晚各1次。搽后最好戴上布帽，以防搔抓患处。

方药 9：紫色楝花（含苞待放者，勿触水）500 克，芝麻油 20 克。

主治：头癣。

用法：将楝花捣如泥状，加麻油调匀，密封 3 天即可用。外涂患处，日 2～3 次。

备注：对白花钱状癣、秃疮、银屑病、神经性皮炎均可应用。用药期间禁食辛辣。

方药 10：糠油。

主治：头癣。

用法：取碗 1 只，上糊白麻纸，将糠（大米或小米糠均可）堆满纸上。在糠堆顶端埋已燃烧着的小木炭，使糠逐渐向下燃烧，烧至白纸时（不要将纸烧破）立即将剩余的糠去掉，碗内即有糠油，将油取出备用。涂搽患处，日数次。

方药 11：马齿苋、贯众。

主治：头癣。

用法：用新鲜马齿苋绞汁外涂，一天数次；或用贯众，将其茎叶焙成炭，浸入麻油内，一周后用该药油外涂患处，一天数次。

方药 12：清油 300 克，猪胆汁、小竹子。

主治：头癣。

用法：清油 300 克，用小竹子烧灰，入油内煎滚，加猪胆汁和匀，剃头后搽 3 日即效。勿令日晒。

方药 13：猪胆 1 个。

主治：头癣。

用法：将患部头发剪去，用温开水洗净，用消毒棉签蘸猪胆汁涂患处，1 日 2 次，直至痊愈。

方药 14：烟叶 150 克。

主治：各种头癣。

用法：水煎。涂拭患处，每日 2～3 次。

方药 15：蜗牛 30 只。

主治：头癣经久不愈。

用法：蜗牛 30 只，煮水 3 碗，洗患处。每次浸洗 15 分钟，每日 2~3 次。

方药 16：水瓜叶、鸦胆。

主治：头上白癣。

用法：水瓜叶、鸦胆同捣烂，搽患处。

方药 17：桐树花、新鲜童便。

主治：头癣。

用法：将桐树花摘下，放入新瓦罐内，用手按紧，倒入新鲜童便，以淹没桐树花为度，加盖密封，将瓦罐埋入地下 3 尺，7 天后取出，拌匀备用。用时，将头发剃光，再敷上述药物。敷药时要用力揉搓，药要敷得稍厚一些。每日换药 2 次。

方药 18：雄黄 9 克，猪胆 1 个

主治：头癣。

用法：雄黄为末，用胆汁调成糊状，涂搽患处，每日 3 次。

方药 19：川楝子、百部各 15 克。

主治：头癣。

用法：上药研细末，凡士林调敷患处。

方药 20：露蜂房适量。

主治：头癣。

用法：将其焙黄，研细末，用猪油按 15%~20% 浓度调成软膏，外搽。

方药 21：五倍子 30 克。

主治：头癣。

用法：上药水煎取汁，再兑入米醋 120 毫升。混匀，涂刷患处。

方药 22：新鲜或干燥槐花花蕾。

主治：头癣（赤秃）。

用法：微炒研末，用食油调成膏状，直接敷于患处，每日1次。

方药 23：陈醋 500 克。

主治：顽固性头癣。

用法：将醋置瓷碗内用文火煎熬成膏状，不得熬糊，有黏性时即好。用前先剪掉周围长发，用洗头膏浸洗头皮，刮去癣体硬痂（以能承受为度）。用水冲净，揩干后涂搽本药。每周换药 2~3 次，每次皆需刮痂。待出现新鲜皮组织不见硬痂为止。熬药膏时切忌用铁器，只可用瓷具。

方药 24：硫黄 60 克，雄黄 30 克，猪油适量。

主治：头癣（赤秃）。

用法：将二黄共研细末，调猪油成膏，每日涂患处一次。

方药 25：蛇床子 60 克。

主治：头癣。

用法：上药加水煎成汤液，待温度不热不凉时冲洗头部，每日 1 次。亦可冲洗完毕以后再敷药膏。

方药 26：芦荟、臭椿树叶、麻油各适量。

主治：头癣。

用法：芦荟研为末。用臭椿树叶煎汁洗净痂皮，剪去头发，芦荟加麻油调之，外敷患处，每日 1 次。

方药 27：硫黄 5~10 克，凡士林 90~95 克。

主治：头癣。

用法：将硫黄研为细末，与凡士林混合搅拌调匀成膏。先在头部寻找病区及可疑病区，然后将该区周围 1 厘米处的头发剃光或剪平，每日以明矾水或热水洗头后，在该区敷药，并用油纸盖上，嘱患者包扎或戴帽子固定。每日换药 1 次，10 次为 1 疗程。涂药必须较厚为宜。

方药 28：当归 15 克，紫草 30 克。

主治：头癣。

用法：用麻油 120 毫升熬枯滤清，将油再熬，加入黄蜡

15 克熔化，待冷后，以生姜蘸搽患处。

方药 29：石灰（刚风化的）半碗。

主治：头癣。

用法：石灰（刚风化的）半碗，加水至一碗，搅拌后沉淀 3 分钟，取上层乳状液；然后加入桐油 4 滴，用力搅拌，去掉多余水分使成膏状外搽患处。

方药 30：白矾等油液：煅白矾 30 克，青矾 30 克（生用），石硫黄 15 克（生用），生石膏 15 克，食油脚（即麻油、豆油等的沉淀物）120 克。

主治：头癣（蛀毛癣）。

用法：先将前 4 味各研极细末，混合后入食油脚中调匀，然后再在锅中蒸之即可。用时以棉签蘸药涂擦患处，每日 2 次。

方药 31：黄柏、黄精适量。

主治：头癣。

用法：上方煎成汤液，然后以湿毛巾蘸药进行湿敷或蒸发罨包，可用于炎症明显、分泌物多之时。

方药 32：木鳖子适量。

主治：头癣。

用法：将木鳖子去外壳，蘸醋在粗瓷器上（如碗底）磨取药汁，临睡用棉花或毛笔蘸取药汁涂患处，每日或隔日 1 次，涂药前患处须用盐水洗净。

方药 33：韭菜根适量，麻油适量。

主治：头癣（白秃疮）。

用法：将根洗净晒干，研细末，麻油调敷。

方药 34：当归、柏子仁各 500 克。

主治：头癣（秃疮）。

用法：上药共研细末，炼蜜为丸如豆粒大，每日 3 次，每次饭后服 9 克。服完为 1 疗程。

方药 35：塘底黑绿泥 500 克，烟叶 120 克。

主治：头癣。

用法：烟叶研末，和塘底黑泥搅拌均匀，外敷局部，每日 1 次，共用 3~4 次。

方药 36：桃花适量，花椒适量。

主治：头癣。

用法：捣烂成泥状，外敷患处，干后去掉，再用花椒水洗净，每日 1 次。

方药 37：皮丝烟 50 克，土槿皮 15 克。

主治：头癣。

用法：将上药放麻油内浸 2~3 天，卷于纸内点火烧之，收集烧滴下之油备用。外搽患处，每日 2~3 次。

方药 38：松香、雄黄各等分。

主治：头癣。

用法：共研细末，用纸捆成长条形药条，放入茶油内浸一夜后，用铁夹夹起，用火烧着，取滴下的油。先用松树二层皮煎水洗净患处，再搽涂此药油。

方药 39：乌梅。

主治：头癣。

用法：火煅存性为末，生芝麻油调搽。

方药 40：胆巴（即卤碱）浓汁。

主治：头癣经久不愈。

用法：先以草纸灰加胆巴搽上，第二次用开水洗净，以乳香为末干撒，再涂胆巴。

方药 41：藜芦 10~15 克。

主治：头癣。

用法：研末，煎汤洗头，半干时再用藜芦末搽之，令入皮内，包扎，数日可愈。

方药 42：野菊花。

主治：头癣。

用法：将菊花根、茎、叶用清水洗净，按每 60 克野菊花水 500 克的比例，放在锅里煮开 1～2 小时，去渣后用煎出的水洗头癣。洗时一定要把癣皮洗去，连洗 3 天。

方药 43：鲜桑椹子 60 克。

主治：头癣。

用法：捣烂，剃头后涂上，有止痒效果，连用两三次有效。亦可把桑椹放入瓷罐内封固，埋阴湿地 10～20 天。先把头剃光，用米泔水加花椒煎取汤，用此水把头洗净，然后用桑椹水搽。

方药 44：苦参子 15 克，黄柏末 6 克。

主治：头癣。

用法：将苦参子煎浓汁，调黄柏末外搽。

方药 45：活小蛤蟆（杵如膏）。

主治：头癣。

用法：用煎热洗米水擦破患处并揩干，将该药涂患处，外用布包裹，翌早去膏，再用米汤洗净再涂。

方药 46：巴豆 1 枚（去壳），菜油适量。

主治：头癣。

用法：倒入碗底，用手捏紧巴豆，在碗底反复碾磨，磨尽备用。将头发全部剃光，用棉签蘸上药涂抹患处，后用油纸覆盖并固定之，7 日后揭去油纸，待痂壳自行脱落。一般涂 1 次即可治愈。用于头皮黄癣，涂药 3 日左右时患处可出现轻度肿痛，数日后可自行消失，无须处理。本药不宜重度使用及涂抹太多。

方药 47：麻油 120 毫升，当归 15 克，紫草 3 克。

主治：秃疮头皮干枯，头发脱落。

用法：上 3 味，同熬药枯，滤清，将油再熬，加黄蜡 15 克化尽，倾入碗内，顿冷。搽涂患处。

方药 48：蔓菁子。

主治：小儿头秃不生发。

用法：捣为末。以猪脂调涂患处。

方药 49：白头翁 150 克（鲜者较佳）。

主治：秃疮。

用法：煎好去渣，再熬成膏，加冰片少许备用。患者剃头后，用肥皂水洗净，再熬药，3～7 日可效。

方药 50：黄丹、紫草根。

主治：秃疮。

用法：先将紫草根浸生菜油或芝麻油内五六日，时间愈长愈好，加黄丹末调涂患处。

方药 51：蜈蚣 5 条，白芷 9 克。

主治：秃疮。

用法：用菜油浸数日，取油，抹患处。

方药 52：鸡子 10 个。

主治：秃疮。

用法：去皮，搅匀，入小锅内以香油摊成饼，趁热时向头秃疮盖上一时许，蛋饼凉透取下，上锅再煎热，复盖疮上，数次即愈。

方药 53：番木鳖 9 克，轻粉、枯矾各 3 克。

主治：秃疮。

用法：把番木鳖用油煎枯，去木鳖，加轻粉、枯矾和匀，外敷患处。

方药 54：牛角。

主治：赤秃（头癣）。

用法：牛角烧灰和猪脂调匀，外敷。

方药 55：楸叶 30 克。

主治：赤秃发落。

用法：捣绞取汁，外敷。

方药 56：川花椒 20 克。

主治：秃疮。

用法：将川花椒与花生油同煎后去渣，冷后敷于患处。

方药 57：山豆根 12 克。

主治：白秃疮。

用法：将山豆根研细末，用水调敷患处。

方药 58：明矾 750 克，嫩松香 90 克，鲜猪板油 250 克

主治：头癣。

用法：先将明矾火煅成枯矾，研细，再将松香研粉包入板油内，用松明柴点燃板油，使松香油熔化滴下，冷却后加入枯矾调匀备用。将药膏熔化，外涂患处，隔天将痂揭去，再将上方药油涂上，连续治疗 3～4 次。用药期间不可洗头，以免影响疗效。

方药 59：木芙蓉根、青松毛、清明柳适量。

主治：头癣。

用法：先用青松毛、清明柳适量煎汤洗头，将木芙蓉根皮研末，以麻油调敷患处，每日 2 次。

方药 60：蜈蚣 10 条，雄黄 12 克，香油适量。

主治：头癣。

用法：将蜈蚣焙黄，与雄黄同研细末，以香油调成软膏。用时先将患者头发剃光，以淘米水洗净患部，然后涂药，每日 1 次。

方药 61：牛心朴根。

主治：秃疮。

用法：将上药水煎，外洗患处。

方药 62：獐耳细辛为末，槿木适量。

主治：治头疮白秃。

用法：獐耳细辛为末，以槿木煎油调搽。

方药 63：羊踯躅花根 120 克，菜油 1 碗，黄蜡少许。

主治：秃疮。

用法：将踯躅花根捣烂，入油锅内炸枯去渣，加黄蜡熔化，布滤候冷。青布蘸搽患处，每日 3 次，1 个月为 1 疗程。以帽戴之，勿令见风。亦可配合防风通圣散内服，令头出汗

为佳。

方药64：蜂房1个，蜈蚣2条，明矾10克。

主治：秃疮。

用法：将明矾研末，放蜂房孔中，连同蜈蚣置瓦上文火烤焦，共研，加入麻油调匀外擦。日用1次，连用1月为1疗程。

方药65：干地龙500克，轻粉20克。

主治：秃疮。

用法：将地龙为末，入轻粉再研，加麻油调涂，治疗白秃以愈为止。

方药66：生羊髓100克，轻粉10克。

主治：秃疮。

用法：将轻粉研细，入羊髓调匀，先以泔水洗净后，以此药涂疮，每日2次，数日乃愈。

方药67：桃花50克，桑椹子100克。

主治：秃疮。

用法：取3月未开桃花，阴干，同赤色桑椹（阴干或曝干）共研为末，加猪脂调和。先取草灰淋汁洗去疮痂，次涂此药，以治愈为度。

方药68：麻子500克。

主治：秃疮。

用法：将麻子（胡麻子为优）炒焦研末，加猪油和涂，治秃疮以发生为度（《普济方》）。

方药69：葶苈子500克。

主治：秃疮。

用法：将葶苈子研末，加猪油调涂患处，3日1易，连用两月，则疮愈而发生。

方药70：贯仲、白芷各500克。

主治：秃疮。

用法：将两药炒研为末，加猪油调涂之，以净布包扎。3

日一易，连用 10 次以上秃疮就可以除之。

方药 71：皂矾 50 克，楝树子 500 克。

主治：秃疮。

用法：上药炒研加猪油涂擦患处，2 日 1 易，久用疮愈发生。

方药 72：鸡子壳 7 个，猪油 50 克。

主治：秃疮。

用法：将蛋壳炒黄，研极细粉，加猪油调匀，敷患处，3 日 1 换，治头秃白疮，1 月可愈。

方药 73：蔓菁（即芜菁）子 500 克，陈醋 500 毫升。

主治：秃疮。

用法：将蔓菁子研末，醋调敷之，3 日 1 易，用药 1 月，小儿头秃可愈。

方药 74：鸡蛋黄油半匙，硫黄 1.5 克。

主治：秃疮。

用法：将硫黄研末，倾入蛋黄油中调匀，外涂患处。

方药 75：独根羊蹄 500 克，陈醋 500 毫升。

主治：秃疮。

用法：将羊蹄根研末，和醋共捣如泥。用布搽患处后敷药，3 日换 1 次，1 月为期。治白秃效优。

三、手　　癣

〔病因概述〕

本病是由于真菌侵犯手部表皮所引起的浅部真菌性皮肤病。

〔临床特点〕

初起紫白斑点，瘙痒，以后叠起白皮而脱屑。日久则皮肤粗糙变厚，延及遍手。本病入冬易皲裂疼痛。

〔中医病名〕

鹅掌风。

〔效方精萃〕

方药1：千里光、苍耳草全草各等分。

主治：鹅掌风。

用法：煎汁浓缩成膏，搽患处。

方药2：白凤仙花（根亦可）。

主治：鹅掌风经年不愈。

用法：捣烂或加明矾末少许，敷指甲上，用纱布包扎，一般在敷药3~4天后见效。又方治湿烂脚气，用凤仙花连根二株煎汤洗。

方药3：大皂角4条，陈酸醋240克。

主治：鹅掌风。

用法：先将大皂角连子打碎，入醋内煎开熏手。如痒先熏后洗，如痛单熏不洗。

方药4：米醋500~1000毫升。

主治：鹅掌风。

用法：炖热，患手浸入，每天2小时，连浸7天。又方治灰指甲，用米醋300毫升，加白芷60毫升，煎浓汁，浸指甲于药汁中，1日2次，每次半个多小时。

方药5：麻黄12克，羌活24克，白及、升麻、当归各9克。

主治：鹅掌风数年不愈。

用法：用香油150克、菜油15克煎上药至枯，去渣；加黄蜡210克，烊化入盆内，备用。外搽。

方药6：芦荟200克，硼砂20克。

主治：手癣。

用法：将芦荟洗净切细，浸入 65 度酒精 500 毫升中约半月，去渣，加入 20 克硼砂，待溶解后备用。用时浸棉签或棉球涂搽患处，每日 2 ~ 3 次，连用 3 ~ 5 日收效。

方药 7：红姑娘皮 30 个。

主治：手癣。

用法：水煎，外洗。（红姑娘为茄科植物酸浆的干燥宿萼或带果实的宿存萼，吉林省习名为绵灯笼，秋季果熟时采集。本方治脚湿气的疗效可达 90% 以上）。

方药 8：侧柏叶 250 克，蕲艾 60 克，桐油适量。

主治：手癣。

用法：先将侧柏叶、蕲艾加水约 3000 毫升，熬数沸候用。再将桐油搽抹患手，然后用纸蘸桐油，用火点燃，熏烤患处。待熏烤片刻，将患手置上药汤上先熏，俟温度稍低，即将患手置汤中浸洗。一般洗至药凉即可。轻者 1 次即愈，重者 3 ~ 5 次可愈。愈后忌用碱水洗手及接触腐蚀物半月。

方药 9：枯矾 20 克，斑蝥 15 克，砒霜 20 克，上好白醋 500 毫升。

主治：手癣。

用法：上 3 味药入白醋中浸泡 7 ~ 10 天，用时以棉签蘸药蜡，涂搽患处，每隔一日一次，连用 3 ~ 5 次见效。本药液切勿内服。

方药 10：凤仙花（全草）60 克，土槿皮 60 克，花椒 30克，米醋 2 斤。

主治：手癣。

用法：上药浸泡一周后取滤液备用。用时，用此药浸泡患处，每次浸泡 15 分钟，每天 1 次。如有甲癣，浸泡 5 分钟后，用刀片刮除灰指甲，再行浸泡。

方药 11：薏苡仁 3 ~ 4 份，甘草 1 份。

主治：各种手癣。

用法：上药共煎浓水，趁热蘸药搽洗患部，1 日数次，至愈为止。

方药 12：潮脑 9 克，油核桃 7 个。

主治：手癣。

用法：上药共研至极细，然后下水银 3 克，碾至不见水银星为度，瓷瓶密闭收藏。用时取适量放掌心，搓擦至热（或摩搽患处），1 日 2 ~ 3 次，连用 7 ~ 10 天。

方药 13：生百部 50 克，鸦胆子 10 克。

主治：各种手癣。

用法：上药加白酒、陈醋各 250 毫升，泡 10 日后备用。每日外搽 2 次，7 天为 1 疗程。

方药 14：地榆末 30 克，轻粉（研）1.5 克。

主治：手癣。

用法：上药和醋调匀，涂敷患处，纱布包扎，每日 1 换，1 周见效。用药期不可湿手。

方药 15：海桐皮、米百合各 30 克。

主治：手癣（鹅掌风）。

用法：将上药水煎煮 20 分钟后，用温热药液浸泡患手，每日 1 ~ 3 次，一般 2 ~ 3 剂即可显效。

备注：此方适用于角化型手癣。

方药 16：鲜仙人掌适量。

主治：手癣（鹅掌风）。

用法：将仙人掌洗净、捣烂，用新白布拧汁，取汁涂于患处，每日 2 ~ 3 次。

方药 17：密陀僧 1 克，核桃仁 15 个，冰片 0.3 克。

主治：鹅掌风。

用法：将密陀僧研极细末，与核桃仁放于容器内共捣为泥状，加冰片研细掺入，收盒中备用。用时每晚用此药搓手掌 1 次，翌晨洗去，如此使用 1 周，若不愈，可隔二三日后，再行治疗 1 周，即可痊愈。

方药 18：海带丝 120 克，白肥猪肉 100 克。

主治：掌鹅风久不愈。

用法：白水煮熟，不放任何调料连汤及海带、白肉同食。

方药 19：大麦芒。

主治：鹅掌风。

用法：点燃大麦芒，用其烟熏手掌，7 天内手不得沾水即愈。

方药 20：新鲜松叶（松树针叶）500 克。

主治：手癣（鹅掌风）。

用法：将以上煮好药汁待温后，将病手浸入松叶煎液内 15～20 分钟，每天 2 次，直到痊愈。一般治疗 2～3 天后就能止痒。

方药 21：鲜松针（松毛）2 000 克。

主治：鹅掌风。

用法：先取 1 斤松针放在炉上烧着，候烟起，把患掌置于烟上，约距离 10 厘米（可忍受为度）。松针烧透后再陆续增加松针烧着熏疗。每日早晚各熏 1 次，每次约 2 小时，连续熏 1 周。

方药 22：鸽子屎 1000 克，花椒 500 克，白矾 250 克。

主治：鹅掌风。

用法：上 3 味各用锅炒，共研细末，芝麻油调成药膏。先用沉香煎水洗净患处，去掉旧皮涂上药膏。

方药 23：苍耳子适量。

主治：鹅掌风。

用法：研成细末，调麻油搽患处。

方药 24：真艾 120 克。

主治：鹅掌风。

用法：用真艾加水 4 碗，煮数滚，入大口瓶内，用麻布二层盖扎，将手心放瓶口熏之，数次即愈。如冷，再热再熏，无不应效。

方药 25：红砒 3 克，麻油 30 毫升。

主治：鹅掌风。

用法：敲碎红砒，以麻油 30 毫升煎至砒枯烟绝为度，去砒留油。用时以火烘油，搽患处。每日 2～3 次。

方药 26：黄柏粉 50 克，樟脑 5 克，水杨酸粉 45 克。

主治：鹅掌风。

用法：上药研末过筛，每袋 22 克分装。用时加食醋 250 毫升，将患手浸泡于内，袋口于手腕处扎好，约 5 小时即可；泡足，用上药 36 克，加食醋 350～400 毫升，浸泡 6 小时。泡后局部轻度肿胀，3 天后消退，开始脱皮。

方药 27：侧柏叶 1 束，杏仁 12 克。

主治：鹅掌风。

用法：用水同煎数滚，以汤洗之，1 日 3～4 次，重者 6 次。

方药 28：鸦胆子 20 克（打碎），生百部 30 克，白酒、醋各 25 克（此为 1 只手用量，如患双手时则药量加倍）。

主治：鹅掌风。

用法：将药、酒、醋共放入大口瓶内，密闭，浸泡 10 天后备用。用时将患手插入瓶中浸泡，每次 30～60 分钟，每日 2～3 次，11～12 天药液泡完即愈。

方药 29：轻粉 4.5 克，东丹、飞辰砂各 3 克。

主治：鹅掌风（手癣）。

用法：共研细末。先以麻油 120 克，煎微滚，入黄蜡 30 克，以无黄沫为度，取起离火，再将药末渐渐投入，调匀成膏，涂搽患处。若加热烘疗法（电吹风烘或火烘约 20 分钟，每日 1 次）则疗效更佳。

方药 30：独头蒜 1 个。

主治：小儿手癣（鹅掌风）。

用法：将蒜皮剥去，然后在蒜子上扎上许多小孔，再将此蒜子给小孩捏在手中玩，4～5 天换 1 个，直到手癣痊愈。

方药 31：枫杨树嫩叶（别名：枫柳、水化香、溪沟树）。

主治：手癣（鹅掌风）。

用法：将嫩叶一握，搓出黄水，然后用来搽患处，脚丫可夹敷片刻。

备注：枫杨嫩叶，治手脚癣、体癣都有疗效，但应重搽，搽至皮肤发红为宜。

方药 32：白矾、皂矾各 120 克，孩儿茶 15 克，柏叶250 克。

主治：鹅掌风，症情较重者。

用法：上药用水 2500 克，煎数滚候用。先以桐油搽抹患处，再用浸透桐油的纸捻，将其点燃，以烟焰向患处熏片时，次用前汤趁热贮净桶内，将患手架上，以布将手连桶口盖严，以汤气熏之，勿令泄气。待微热时将汤倾入盆内，再行蘸洗，一次可愈。

方药 33：红信石 250 克，棉籽油 2500 毫升，黄蜡 250 ～500 克。

主治：鹅掌风、银屑病。

用法：先将红信石捣成细粒，与棉籽油同入大铜锅内，置火上熬至红信石呈枯黄色，离火待冷，去滓；再加温，放入黄蜡（冬用 250 克，夏用 500 克）熔化，离火调，至冷成膏。薄涂患处。使用时先试涂一小片，观察有无过敏反应，如有即停用。

禁忌：大面积银屑病勿用。

方药 34：取轻粉、冰片、硫黄、龙骨、炉甘石按 1∶2∶3∶4∶5 的比例组成。

主治：鹅掌风。

用法：先将冰片、轻粉、龙骨研极细末，过筛再与硫黄、炉甘石混匀，用凡士林（或醋）调膏配用。先将患处用生理盐水擦干净，然后外涂药膏，1 日 3 次。

方药 35：生姜 250 克，50°～60°烧酒 500 克。

主治：鹅掌风。

用法：用脱脂棉球蘸药酒，每日早晚搽患手（足）数遍，或每日早晚将患手（足）浸入药酒中浸 1～2 分钟，然后用甘油涂患部，一周可见效。

方药 36：一枝黄花 60 克，旱莲草 30 克（均为干品）。

主治：手癣。

用法：上药浸泡白酒内 7 天，去渣备用。用消毒棉花蘸药液搽患处，每天数次，直至痊愈。

四、足　　癣

〔病因概述〕

本病是由真菌侵入足部表皮所引起。一般发生于足底及趾间。其病因多因湿热下注，或因久居湿地染毒而成。

〔临床特点〕

足趾间糜烂发白，奇痒难忍，抓破后露出红润面，常继发感染。

〔中医病名〕

与中医学的"臭田螺""田螺皮包"相类似，俗称"脚气""香港脚"。

〔效方精萃〕

方药 1：木瓜、甘草各 30 克。

主治：足癣。

用法：将上药水煎去渣，放温后洗脚 5～10 分钟。每日 1 剂。

方药 2：水杨梅（鲜叶）适量。

主治：足癣。

用法：捣烂，以醋精浸没药面备用。涂搽患部，每日3次。

方药3：花椒、大枫子、明矾、雄黄各10克，皂荚15克，土槿皮30克，信石1.5克，鲜凤仙花1撮，食用醋250～500克。

主治：足癣。

用法：将上药与醋放在砂锅内先浸1夜，次日煮沸后将药汁倒入瓷盆内，待温再将患手浸入。第一天浸6小时左右，第2～4天浸2～3小时。每剂中药可使用2天，症状较重者，每天使用1剂。治疗7天内不能用碱水洗手。浸泡时觉手部发胀或有灼热感。若局部有皲裂时，则有刺痛。

方药4：铁锈、米醋各适量。

主治：足癣。

用法：铁锈研细末，用米醋配成60%溶液（呈棕红色）。使用前先将脚洗净，以棉球蘸醋锈液涂患处，每日1次。

方药5：黄精适量。

主治：足癣。

用法：上药捣碎，以酒精浸1～2天，蒸馏去酒精，加水3倍，沉淀，取其滤过液，蒸去其余酒精，浓缩至稀糊状。直接涂搽患处，每日2次。

方药6：黄精、冰醋酸各300克。

主治：足癣。

用法：将黄精洗净切开，浸泡于冰醋中7天，然后加入蒸馏水1 500克备用。每晚睡前洗脚拭干，搽药1～2次。糜烂型者，可适当增加蒸馏水以降低药液浓度。

方药7：芒硝10克。

主治：足癣久不愈。

用法：将芒硝溶解在500毫升沸水中，置于盆内，在水温适度时，将患脚浸浴于溶液中，至水凉后取出晾干。若脚趾破溃有分泌物者，再撒一点滑石粉于患处。一般1～2次即可见效。

方药 8：甘草 50 克。

主治：足癣反复发作。

用法：将甘草研粗末，浸泡于 70%～75% 酒精内 36 小时左右，过滤去渣，加入甘油 100 毫升，充分混匀装瓶，搽患处，1 日 3 次。

方药 9：茶叶、明矾。

主治：香港脚。

用法：用泡过的湿茶叶敷贴患部，等到肿胀消退时，再盛半盆温水，将脚浸在其中，过 5～6 分钟后擦干，用明矾轻轻摩擦患部，有疼痛感，一周后好转，不再痒。

方药 10：松柏树叶。

主治：香港脚。

用法：采松柏树叶若干，放进锅内，加水煎熬（约每公斤松柏树叶可配 3～8 千克水）约 40 分钟起锅，滤去松柏树叶，待略凉后，每天就寝前用以洗脚，浸约 20 分钟，如此 2～3 天后即可治愈。

方药 11：藿香正气水。

主治：足癣。

用法：置患足于温水中浸泡洗净，擦干后将藿香正气水涂于趾间患处，早、中、晚各一次，5 天为一疗程。治疗中勿穿胶鞋和尼龙袜，以保护足部通风干燥。

方药 12：生香蕉。

主治：香港脚。

用法：睡前将患处皮肤洗净，采香蕉树上未成熟之生香蕉，将头端切去一块，在患病部位摩擦，由外向里，均匀摩擦，第 1 个脚趾擦过后，再切 1 块，换擦另一部分，反复进行，7 天可治好，再擦 10 天可愈。

方药 13：公丁香适量。

主治：脚癣。

用法：将公丁香研末备用。用时先洗净患处，再将公丁香药末撒于脚趾缝内。此法简单实用，无副作用。

方药14：凤仙花叶适量。

主治：风寒暑湿脚气（足癣）。

用法：凤仙花叶，晒干煎汤，热洗。另以叶捣烂敷患处。

方药15：鲜鹅掌黄皮适量。

主治：脚趾缝烂疮（足癣）。

用法：阴干，烧灰存性，研成细末。搽患处。

方药16：土墙上的白螺蛳15克（煅烧研末），枯矾7.5克，冰片0.7克。

主治：脚趾缝烂疮。

用法：共研成细末，外搽患处。

方药17：醋500毫升，蜂房60克。

主治：足癣。

用法：明火煎至一半，以药液搽患处。轻者2次，重者3～4次为一疗程。

方药18：明矾30克，炉甘石、熟石膏、赤石脂各等量。

主治：脚癣。

用法：明矾30克，煎汤浸洗患处20分钟；再用炉甘石、熟石膏、赤石脂各等量研成细末撒布患处，每日1次。

方药19：勒舍（麝香）0.1克。

主治：足癣。

用法：用棉线浸酒，黏附麝香粉末，圈于患处，以火烧之。俗称"烧麝线"。

方药20：食醋300毫升，黄铜50克。

主治：足癣。

用法：将黄铜浸入食醋中（或用酸木瓜醋亦可），浸至发生铜绿，取铜绿搽患处，每日2次，10日可愈。

方药21：生黄精、生首乌各50克，陈醋30克。

主治：无明显渗出液的足癣。

用法：药物轧碎，加入陈醋中，连同容器置入60~80℃热水中，加温6~8小时取出备用。用时先以淡盐水洗脚，早、中、晚各用棉球蘸药涂搽患处1次，15天为1疗程，未愈可进行第二、三疗程。

方药22：川椒大蒜泥：川椒（去籽）25克，紫皮大蒜100克。

主治：足癣。

用法：先将川椒研粉，再与大蒜混合捣成药泥装瓶备用。用时温水洗净，擦干患处，涂一薄层药泥，用棉球反复揉搓，使药物渗入皮肤。每天1~2次，10天1疗程。皮损基本痊愈后，即用羊蹄根（土大黄）煎液（羊蹄根50克加水煎成1000毫升）洗擦患处，每周2~3次，坚持2~3个月，可巩固疗效。皮损处如有糜烂，先用黄连煎液（黄连20克加水煎成500毫升）湿敷，待创面愈合后，再用上法敷药。本法适用于久治不愈的顽癣。

方药23：刘寄奴、艾叶、蒜秸各120克。

主治：足癣。

用法：煎汤浸洗患足，每日1次。

方药24：猪肾或羊肾1对。

主治：老人脚气。

用法：上药以醋蒜五味烹调食之，日作一服。

方药25：土槿皮15克，白酒（或黄酒）90克。

主治：轻度脱屑或起水疱的足癣。

用法：药物浸泡白酒中24小时后，以棉签蘸药酒涂搽患处，每日数次。

方药26：荆芥适量。

主治：脚气。

用法：上药切碎铺于床上，令病者卧之。亦可将荆芥蒸热，令病者卧之，汗出即止。

方药27：辣蓼全草（鲜）100克。

主治：脚癣反复发作。

用法：上药切碎，加水150毫升，煎30～40分钟，过滤，滤液加适量苯甲酸钠作防腐剂，装瓶备用。每天于患部涂药液2次。

方药28：白槐树皮500克，青盐1500克。

主治：脚气。

用法：将槐树皮切碎，与青盐同炒至50℃，装入布袋，分装2包，痛处敷1包，脚底踏1包，药袋冷则换，每日1～3次。每次以脚底微汗为度，3～5次为1疗程。

方药29：白矾。

主治：脚气。

用法：研细粉，搽脚掌心，一般一次可愈。脚汗过多、臭气难闻者，可用此法治之。

方药30：枯矾15克，石膏（煅）、轻粉、黄丹各9克。

主治：脚气。

用法：共研为末。温汤洗净，搽之即愈。

方药31：鲜公英、鲜败酱草各500克。

主治：足癣。

用法：上药洗净切碎，放入盆内加水1 500毫升，煮开后再煎10分钟，离火待温浸泡患部，每剂可如此洗3次。

方药32：吗淇罕（小铜子）适量。

主治：足癣。

用法：采其皮、叶，洗净，鲜用。用其汁液涂搽患部。

方药33：樟脑15克，黄蜡30克。

主治：脚癣。

用法：将黄蜡加热，摊在消毒的纱布上。樟脑为末，撒在黄蜡上，贴患处。每日或隔日换1次。

方药34：蜡烛油适量。

主治：香港脚。

用法：将上药滴至香港脚患部，待其冷却凝固即可剥下硬蜡，任何蜡烛都可以用。如滴时疼痛，表示已快好了，五六支蜡即可治好。

方药35：药棉。

主治：香港脚反复发作。

用法：塞在足趾缝隙痒处，以一条小胶布粘住，能吸湿除菌止痒，半年后可愈。以香烟丝代替药棉亦可。

方药36：大蒜。

主治：脚癣（又名香港脚，日本叫水虫）。

用法：洗干净脚后用消毒脱脂棉蘸大蒜汁涂局部。皮肤脆弱的人，用大蒜汁时一定要将大蒜汁用水冲淡后再用，以免灼伤皮肤。

方药37：章鱼。

主治：香港脚。

用法：每天将香港脚放入章鱼的煮汁中洗浸两三次。

方药38：硫黄末。

主治：香港脚。

用法：搽患处，再将硫黄末厚堆其上，以布包扎，每天换1次，数日后可断病根。

方药39：海螵蛸。

主治：香港脚。

用法：温开水泡脚一刻钟或半小时，拭干，将新鲜或陈品之海螵蛸掘一小孔，以指刮屑少许，揉搽患部，痒痛马上消除。续搽一周，永不复发。

方药40：核桃油100毫升、柏叶10克、龙衣1克，硬脂酸适量。

主治：脚气。

用法：将前3味药放入锅内，武火熬焦，去渣，再放入硬脂酸熔化成膏状。每日涂药1次。

方药41：米糠油。

主治：香港脚。

用法：以肥皂洗净脚，干后可直接将米糠油搽于患部，就寝前涂搽效果好。

方药42：米醋。

主治：香港脚。

用法：加温过的米醋放入脸盆里，将两脚放入脸盆里面浸10～20分钟，连续治半个月后可愈。浸醋的脚不要再洗，用干毛巾擦干。

方药43：羊蹄根（土大黄）200克，枯矾50克。

主治：趾间足癣。

用法：直接外撒或用植物油调上。

方药44：硫黄30克，硼砂75克，密陀僧60克。

主治：足癣。

用法：将上药共研细末，加凡士林适量调匀。用时先把脚用温开水洗净，然后涂敷上药，每日2次。

方药45：精选葛根、白矾、千里光等量。

主治：足癣及合并症。

用法：烘干，研为细末。将上药细末密封包装，每袋40克备用。每晚取粉剂一袋倒入盆中，加温水约3000毫升混匀，将患脚置于药水中浸泡20分钟即可，7日为1疗程。治疗期间停用其他药物。

方药46：六一散9克，枯矾3克。

主治：脚气渗水，糜烂发痒。

用法：研成细末，渗脚隙内。

五、体　癣

〔病因概述〕

本病是发生于头皮、毛发、手足及指（趾）甲以外部位的皮肤真菌病，多因风湿邪气，客于腠理，或接触不洁之物所致。好发于颜面及颈部，亦可发生于躯干四肢等处。

〔临床特点〕

初起为淡红色斑点，以后发展呈鳞屑红斑，并逐渐扩大成同心环状。

〔中医病名〕

本病与中文献记载的"圆癣""金钱癣"相类似。

〔效方精萃〕

方药 1：生大半夏一枚。

主治：钱儿癣。

用法：醋磨搽患处。

方药 2：丁香 9 克，黑大黄 15 克，米醋 90 克。

主治：钱儿癣。

用法：将上二味药泡醋内，5 日后即可用。先将头剃光，用指头蘸药抹搽。

方药 3：明矾 6 克，白凤仙花 12 克。

主治：钱儿癣。

用法：研细调匀，涂在患处。

方药 4：蜈蚣 10 条，雄黄末 9 克。

主治：麻风初起、癣疮、皮肤粗厚或脱皮。

用法：先将蜈蚣卷入掺有雄黄的火纸内，蘸香油后取出，放在火上燃烧，把滴下之油盛在碗中，将油涂于患处。

方药 5：绿豆、炭、纸。

主治：癣。

用法：癣生脸上，如钱大，抓之有白屑者，将绿豆捶碎，以纸蒙碗口，针刺多孔。以碎豆铺纸上，炭一块烧豆，豆灼尽，纸将焦，去豆揭纸。碗中有水，取之搽三五次即愈。

方药 6：鸡蛋 1 个，硫黄 9 克，川椒末 9 克。

主治：癣。

用法：用鸡蛋 1 个，开一小孔，去白存黄，入硫黄末 9 克、川椒末 9 克，将湿纸封固，火灰内煨热，为末。先以麻线将癣刮破，以皮树浆或羊蹄根汁调药末，搽上，效。

方药 7：羊蹄草 3 克。

主治：各种癣疮。

用法：将羊蹄草捣汁，调醋敷患处。

方药 8：芦荟 50 克。

主治：癣疮。

用法：将芦荟加甘草 30 克水煎后，用之洗澡。

方药 9：五倍子 60 克，白及 30 克，老陈醋适量。

主治：癣症。

用法：将五倍子、白及分别捣细末，先将五倍子粉与陈醋混合，呈稀汤状，置锅内文火煎熬，待稍稠后入白及粉末，成糊状，贮瓶中备用。用时取膏涂癣上（如膏稠时可用陈醋稀释），涂上药后，局部初觉痛痒，但不久即消失，1～2 天可出现脱痂现象。脱痂后再涂，直至癣消失为止。如有皮损则不用。

方药 10：鲜榆钱 100 克。

主治：各种癣。

用法：将其浸泡于 75% 酒精 500 毫升中，密封 64 小时，压榨去渣。洗净患处，每日 3～5 次，涂搽本药。

方药 11：鲜荸荠 10 个，醋 75 毫升。

主治：皮癣。

用法：将荸荠去皮、切片、浸醋，文火熬至醋干，将荸荠捣成糊状。局部擦热后，敷之，用绷带扎好。每日 1 次，至愈为止。

方药 12：雀粪、酱瓣（水洗令净）各 15 克。

主治：一切癣症。

用法：上二味，合和研细，涂敷癣上。

方药 13：白马蹄（煅存性）。

主治：一切癣。

用法：上药为末。取马齿苋杵烂，加水煎成膏，调前末搽之。

方药 14：川椒 10 克，明矾 10 克，食醋 100 毫升。

主治：体癣。

用法：将川椒、明矾浸泡于食醋之中，7 天后去渣备用。每日早晚各搽 1 次，连用 5 天为 1 疗程。

方药 15：羊蹄根（土大黄）120 克，枯矾 30 克。

主治：体癣。

用法：上药共为细末，直接外撒或用植物油调上外涂。

方药 16：核桃树皮 500 克，蒲公英 250 克。

主治：癣（钱癣）。

用法：将上药用水 3 碗煎至半碗备用。日涂患处 1～2 次。

方药 17：木鳖子。

主治：癣（圆癣）。

用法：将木鳖子生药去其外壳，用醋研成糊状备用，涂药前患处用盐水洗净，用棉花或毛笔蘸糊状汁于睡前涂患处，每日或间日 1 次。

方药 18：昨叶荷草（即瓦松，晒干）30 克，枯矾 3 克，雄黄 1.5 克。

主治：癣（圆癣）。

用法：为细末。先用羊蹄菜根蘸醋揩癣上令之破，即以药末趁湿涂敷。

方药19：黄瓜一条，乌硝少许。

主治：体癣。

用法：切黄瓜一截去瓤，放入乌硝少许，过一夜，取黄瓜水搽患处，每日数次。

方药20：杏仁25克。

主治：体癣。

用法：先用热水把患处洗净，将杏仁捣碎，与醋250克混合，加热，趁热用棉花洗搽患处，每日1次，连用2～3天。隔1～2天可再用2～3天。在用药期间及停药后半月，不可饮酒。

方药21：独头蒜（生）1枚，明矾粉适量。

主治：体癣。

用法：将蒜切片，直搽患部，每日2～3次，每次搽5～10分钟。若系湿癣（即有流脂），搽后再用明矾粉外撒患部。

备注：外搽前将患部用温开水洗涤干净，保持患部清洁。切忌用生冷水洗或使患部长期用冷水浸泡。先抓后洗，以疏松汗腺，使药力直达病的深部，能加速药效。睡前要搽1次。忌食易动风助湿和油腻之物。

方药22：土大黄120克，枯矾30克。

主治：趾间足癣、体癣、股癣、汗疱足癣。

用法：共为细末，直接外撒或用植物油调上。

方药23：川椒（焙干）、硫黄各32克。

主治：儿童体癣。

用法：上药共研细末，过120目筛，装瓶备用。用时取生姜1块，斜行切断，以断面蘸药粉搓擦患处，每次3～5分钟，每天早、晚各1次。晚上洗澡后用药，至愈为止。

方药24：谷树浆、生姜适量。

主治：体癣。

用法：用刀割开谷树皮，即有浆汁滴出，取汁备用。先将患处洗净，用生姜搽后，再搽谷树浆，每日2次。

方药 25：醋 500 毫升，家鸽粪 50 克。

主治：体癣。

用法：醋煮沸加家鸽粪，边煮边搅，成糊状。每晚涂患处 1～2 次。重者白天也须搽药。

方药 26：黄牛皮一块。

主治：体癣。

用法：上药烧存性，加麻油调和，以鹅翎拭患处，百治百效。

方药 27：螺蛳 14 个，土槿皮末 30 克。

主治：体癣。

用法：上药入碗内蒸熟，入红矾 9 克捣匀，搽之。

方药 28：石炭酸 15 克，橄榄油 30 克，薄荷油一滴。

主治：体癣。

用法：上药混合，分蘸毛布，贴患处。

方药 29：土槿树皮。

主治：体癣。

用法：上药为末，醋调，重汤煮如胶，敷之。

方药 30：旋覆花、天麻苗、防风等分。

主治：体癣。

用法：上药为末。洗净患处，以油调涂之。

方药 31：胡粉。

主治：体癣。

用法：上药盛绢袋中，扑之能绝根。

方药 32：鲜白折耳根 30 克。

主治：体癣。

用法：在火上熏烤发软，搓揉成团出汁。先用热水清洗患处，再将药团搓揉患处，每日 4～5 次。

方药 33：巴豆仁 3 个。

主治：体癣。

用法：连油杵泥，以生绢包搽，每日 1～2 次。

方药34：土槿皮1250克，千金子6克，斑蝥40只。

主治：体癣。

用法：上药入好酒5000毫升中，浸泡半月至一月，去渣。每日外涂1～2次。

方药35：荷叶蒂。

主治：体癣。

用法：上药晒干，研末。香油调敷，数日脱去厚皮一层，癣亦不复发。

方药36：土槿皮30克，75%酒精30毫升。

主治：体癣。

用法：土槿皮泡入75%酒精中，泡7天后，外涂患处（或用成药土槿皮酊外搽）。

方药37：带锈生铁1块（约3平方厘米之破锅铁为好），熟铁1块（约3厘米长，直径1厘米之铁棍为好），米醋10毫升。

主治：圆癣（体癣）。

用法：将米醋倒在生铁上用熟铁棍对研铁锈与米醋，研稠后用新毛笔蘸汁，搽患处，每日1次，每次以敷盖患处为度。次日用剃须刀轻轻刮去，再如上法搽涂患处，连续使用1周。

方药38：胡桃果5～10个。于白露前，摘取绿胡桃，用小刀刮去外面的薄皮，备用。

主治：癣（金钱癣）。

用法：用上药趁湿在癣疮上用力擦，日擦3～5次。一般只需用5～10个胡桃，10～20天可愈。

方药39：黄精适量。

主治：癣（金钱癣）。

用法：将黄精捣碎，以酒精浸1～2天，蒸馏去酒精，加水3倍，沉淀。取其滤过液，蒸去其余酒精，浓缩至稀糊状。涂于患处，每日两次。

方药 40：鸡蛋 2 个，醋 250 克。

主治：体癣。

用法：将鸡蛋放醋内，浸 7 日，取出捣烂，匀抹患处，每日 2 次。

方药 41：茄子一个。

主治：体癣。

用法：将茄子削成截面，在癣外磨擦之，边擦边削，每日数次。

方药 42：新鲜皂角刺 500 克，醋适量。

主治：体癣。

用法：捣烂熬至成膏，加醋调和，同时将癣用消毒刀刮破，敷之，每日 2 次。

方药 43：紫荆皮 30 克，醋适量。

主治：体癣。

用法：前味研为细末，醋调之，外敷患处，每日 2 次。

方药 44：田边菊、醋各适量。

主治：体癣。

用法：干叶研末，调醋外敷患处，每日 2 次。

方药 45：蒲公英根、烧酒各适量。

主治：体癣。

用法：用烧酒浸泡蒲公英，7 天后，取酒涂擦患处，每日 2 次。

方药 46：韭菜、大蒜、青岗栎木炭各适量。

主治：体癣。

用法：先将前二味同捣烂，布包烘热，外搽患处，再用青岗栎炭研粉扑之，每日 1 次。

六、股　　癣

〔**病因概述**〕

本病是发生于阴股部的皮肤真菌病，多由红色发癣菌及絮状表皮癣菌所致。

〔**临床特点**〕

常在夏季发作，初起有微隆起红斑，后呈环形片状，上有小疱、糜烂、痂片，有剧痒感。

〔**中医病名**〕

臊癣。

〔**效方精萃**〕

方药1：黄连、黄柏、黄丹、荆芥（微炒）各等分。

主治：股癣。

用法：为细末，搽趾缝中，布扎缚。

方药2：密陀僧末。

主治：股癣。

用法：将密陀僧（又名丹底）放炉火中烧红后，立即投入醋中（叫作醋淬），待冷后将药捞起。如此反复7次后，将药研为细末。同时加白茶油调匀，涂患处。

方药3：鸡蛋4个。

主治：股癣。

用法：用酒精把鸡蛋擦净抹干（有裂痕或混浊的坏蛋不能用），放入阔口瓶中，倾入米醋一斤，以淹盖4个蛋为准，瓶口密封，放阴暗处，7天后，取出蛋，这时蛋壳极软，可轻轻剥除，将蛋白、蛋黄放瓶中，略捣和。以脱脂棉花蘸蛋液，涂于癣部，轻轻摩擦约 2 分钟，每天 3 次，数天后，癣部有鳞屑脱落，患部会逐渐缩小，也不会太痒。

方药 4：皂角。

主治：臊癣。

用法：和醋熬煎成膏，涂敷患处，数次便愈，殊验。

方药 5：枫木上球（烧，存性）10 个，白砒 0.15 克。

主治：股癣。

用法：共为末，调香油搽。

方药 6：腊梅树嫩叶 15 克。

主治：股癣。

用法：将叶洗净，用手掌揉碎发潮后，在患部涂搽即可，每天 1~2 次，直至痊愈。

方药 7：大蒜、红糖各等分。

主治：股癣。

用法：将大蒜和红糖拌成泥，敷于患处。一般敷半小时，局部有灼热感后去掉，每天用药 2 次。

方药 8：土槿皮、槟榔适量。

主治：股癣。

用法：上两药切片，用滴花烧酒浸 3~4 日，俟酒色变赤而腻，蘸涂患处，痛痒立止，癣亦即愈。

方药 9：山西陈醋适量。

主治：股癣。

用法：先将患处用温开水洗涤干净（切忌用生冷水洗），然后用消毒棉球蘸山西陈醋搽患处。每日早晚各搽 1 次。

备注：只限于用太原酿造厂生产的陈醋；先抓后洗，使汗腺疏松，使药力直达病所深部，以加速药效。搽药期间禁忌食刺激、油腻食物。

方药 10：硫黄 30 克，乌洛托品 20 克，冰片 1 克，凡士林适量。

主治：股癣。

用法：将前 3 味药分别研末过筛，加凡士林至 100 克，熔化搅拌均匀，即成软膏。使用时将患处洗净，涂搽本药膏。每日 1～3 次。用药期间忌饮酒及进食辣椒、鱼虾等食物，多吃新鲜蔬菜。

方药 11：土大黄（又名酸模，羊蹄）根 90 克。

主治：股癣。

用法：洗净捣烂，加食醋 500 毫升，浸泡 1 周。用药棉蘸药汁涂敷患处，每日 2～3 次。

方药 12：土大黄 120 克，枯矾 30 克。

主治：股癣。

用法：共为细末，直接外撒或用植物油敷。

方药 13：生半夏、醋适量。

主治：股癣。

用法：用生半夏适量，加醋少许，磨汁外涂，每天 2～3 次。

七、甲　癣

〔病因概述〕

本病是手足指（趾）甲的一种真菌病，多由手足癣传染所致。

〔临床特点〕

爪甲失去光泽，增厚变脆，凸凹不平，呈褐色或者灰白色，甚者指甲与甲床分离。

〔中医病名〕

本病与中医药的"鹅爪风""油灰指甲""油炸甲"相类似。

〔效方精萃〕

方药 1：羊蹄根 300 克，75% 酒精 600 克。

主治：甲癣。

用法：将羊蹄根研碎置酒精中，浸泡七昼夜，过滤去渣备用。用棉棒或毛刷蘸药水涂于患处。慎勿入目。

方药 2：生大蒜。

主治：灰指（趾）甲。

用法：将生大蒜瓣切开，取其一半，涂搽在灰指（趾）甲的甲板上，每日 4～6 次，每次 2～3 分钟，7 天为一疗程。

方药 3：凤仙花、醋各适量。

主治：甲癣。

用法：用凤仙花醋剂浸泡患处。

方药 4：鸦胆子若干克（贮于玻璃瓶中备用）。

主治：灰指甲（甲癣）。

用法：先将病趾或指甲用温热盐水浸泡 20～30 分钟，使其发软。再用小刀将趾甲的萎缩松软部分刮净（不要刮破好的皮肤），揩干，再把鸦胆子去壳取仁放在灰指甲上，并用另一拇、食指隔以塑料薄膜捏住鸦胆子仁，用力挤压，使之压出油来涂敷整个病甲。每甲 1～2 粒，每日 1 次，外可用胶布，或用伤湿膏固定。连续治疗 2～3 个月。

备注：①不要用手直接触鸦胆子仁，更不要用药物触及眼、口、鼻部。②治疗必须持之以恒，不可中辍。

方药 5：生姜 500 克，烧酒 400 克。

主治：甲癣（鹅爪风）。

用法：生姜捣烂，浸入烧酒内 48 小时后，将患指（趾）浸泡 30～60 分钟后取出，局部涂甘油，每日早晚各 1 次。

方药 6：白醋。

主治：灰趾甲久不愈。

用法：浸泡病甲，每日 1 次，每次 30 分钟。浸前用小刀刮除病甲变脆部分。

方药7：凤仙花150克，蜂蜜150克。

主治：甲癣。

用法：上药调匀成膏，厚厚涂于病甲下，外用油纸盖，纱布包扎，每日换药1次，连用至愈。

方药8：川楝子10枚。

主治：甲癣。

用法：将川楝子去皮加水浸泡至软，捣成糊状后加凡士林适量包敷患指（趾），2天后取下，一般连用2次见效。

方药9：大蒜100克，陈醋150毫升。

主治：甲癣（灰指甲）。

用法：将大蒜捣烂放在广口瓶中，加陈醋浸半天后，将患指（趾）放进药醋中泡1~2分钟，每天4~6次。

方药10：鲜白凤仙花（指甲花）全草适量。

主治：甲癣（灰指甲）。

用法：先用玻璃将病甲刮平，然后将上药捣烂敷上。

方药11：狼毒9克，紫草9克。

主治：甲癣。

用法：共研细末，分为10份，每次1份。药面加麻油数滴，两手摩擦，以热为度。每日1次，连用3~4次。

方药12：甘蔗皮适量。

主治：甲癣反复发作。

用法：晒干烧烟熏患处，熏前先用热水泡有病的指甲，再用刀将病甲刮薄，然后再熏，每3天熏1次，连续3~4次。

方药13：五倍子30克，桐油150克。

主治：手足甲癣经年不愈。

用法：五倍子研粗末与桐油合炒，炒黄为度，外涂患处，每日2次。

方药14：黄瓜1条，乌硝少许，

主治：手足甲癣。

用法：将黄瓜切一截去瓤，放入乌硝少许，过 1 夜，取黄瓜水外搽患处，每日数次。

八、花 斑 癣

〔病因概述〕

这是一种以皮肤上出现紫斑、白斑交叉为特点的浅表性真菌皮肤病。多由热体被风湿所侵，郁于皮肤腠理所致。

〔临床特点〕

不规则形斑疹，数量不定，边界清晰，呈褐色，好发于胸背部及腋下，无自觉症状，或稍有刺痒。

〔中医病名〕

与中医学"紫白癜风"相类似。俗称"甲紫斑""汗斑"。

〔效方精萃〕

方药 1：山姜 20 克，酸醋 100 毫升。

主治：汗斑。

用法：取鲜山姜洗净捣碎，放入酸醋浸泡 12 小时（密闭保存以防挥发）备用。先用肥皂水洗净患处，用刷蘸药水涂患处，每日 1 次，连用 3 次即愈。在治疗期间应换内衣、被子等，以免再感染。

方药 2：硼砂、鲜黄瓜各适量。

主治：汗斑。

用法：将鲜黄瓜捣烂，并把硼砂研细后，徐徐加入黄瓜汁中至饱和。温开水洗净患处后，将药液均匀涂于其上，每日 1 次。

方药 3：柚子皮（或尚未成熟的小柚）、雄黄适量。

主治：汗斑。

用法：柚皮切开，取切面蘸雄黄末，搽患处。

方药4：硼砂15克，茶叶30克。

主治：汗斑。

用法：上两味药用布包好放入茶杯中，用开水浸泡几分钟，待浓度稍微转黑，拿起布包涂抹患处，每日数次（要等干后再涂），涂7~9天即愈。

方药5：鲜苦瓜一只（约30克），信石粉适量。

主治：汗斑。

用法：将苦瓜剖一小口，把信石粉从切口放进苦瓜内，再用湿草纸包两层，放置热灰中煨熟为止。将煨熟的苦瓜去纸，用纱布包好，重涂患处，或取汁外涂。每日1~2次，轻者用药1次即愈，重则3~5天，愈后不留痕迹。此方有毒，不可内服。

方药6：食用苦瓜2根，密陀僧10克。

主治：汗斑久不愈。

用法：将苦瓜的心子去尽，用密陀僧细末灌入瓜内，放火上将瓜烧熟，切片，搽患处。每日1~2次，一般擦5~6次即愈。

方药7：醋。

主治：汗斑癣。

用法：以醋作调料，加入各种食物中，多食即有效。

方药8：狗骨适量。

主治：花斑癣。

用法：将狗骨烧灰，研末，调茶油搽患处。

方药9：紫背浮萍3克，枯矾1.5克。

主治：赤白汗斑。

用法：五月五日，取紫背浮萍晒干，为末，每用3克，枯矾1.5克，野大黄根捣汁，调搽3~4次，愈。

方药10：密陀僧18克，雄黄9克，硫黄9克。

主治：汗斑。

用法：先以姜擦斑，次用药末搽之。次日即愈，永不发。

方药 11：刺蒺藜适量。

主治：汗斑

用法：研成极细末，过筛去刺，用醋调和，以手指用力推搽患处，连搽 5～6 次。忌食飞禽类食物。

方药 12：补骨脂 40 克，95% 酒精 300 毫升。

主治：汗斑。

用法：将补骨脂浸泡于酒精中，待呈棕色液时即可使用。每日用上药液涂擦患处 4～5 次，连涂 2～3 天。

方药 13：生茄子 1 个，芒硝 3 克。

主治：汗斑。

用法：先将生茄子切一个口，用芒硝涂上，外搽患处，2～3 次即愈。

方药 14：紫皮蒜 2 枚。

主治：花斑癣。

用法：上药捣烂涂搽患处，以局部发热伴轻微刺激痛为度。

方药 15：轻粉、海螵蛸各等份。

主治：花斑癣。

用法：先将海螵蛸置瓦片上焙干研粉，再入轻粉和匀，瓶装备用。用时先洗患部，再扑搽该粉适量（若微汗后擦之更佳）。

方药 16：硫黄、雄黄、蛇床子各 7 克，煅密陀僧 4 克，轻粉 1.5 克。

主治：汗斑（又名花斑癣）。

用法：共研成细末，用米醋调搽患处，连续用药 10 天以上，每天搽 3～6 次。

方药 17：陈醋 500 毫升，苦参 200 克。

主治：汗斑。

用法：将苦参用陈醋浸 5 天。先将患处用温水洗净，抓搔，然后搽药。每日早晚各 1 次。

方药 18：硫黄 6 克，土槿皮 10 克，密陀僧 3 克，羊蹄根（土大黄）25 克。

主治：汗斑。

用法：共研细末，用黄瓜蒂或紫茄蒂蘸药末涂搽患处，每日 2 次。

方药 19：夏枯草 500 克。

主治：汗斑。

用法：将夏枯草煎浓汁，日日洗之，半月汗斑白点可除。

方药 20：良姜 50 克。

主治：花斑癣（汗斑）。

用法：将良姜 50 克放入 75% 酒精 250 毫升内浸泡 7 天备用。用此液涂搽患处，每日 2 次。

备注：涂搽后有隐刺痛感觉，几分钟后自行消失。

方药 21：硫黄 150 克，好醋一斤。

主治：汗斑。

用法：将硫黄浸泡于醋中，放置一周后即可使用。每日 3 次外搽，7 ~ 10 天可愈。

方药 22：密陀僧适量。

主治：花斑癣（汗斑）。

用法：将上药研为细末，用醋调成糊状，敷于患处。每日 1 ~ 2 次。

方药 23：枯矾 6 克，硼砂 3 克。

主治：汗斑（花斑癣）。

用法：共研细末，用醋调搽，数次即效。

方药 24：密陀僧 30 克，硫黄 30 克，白附子 15 克。

主治：花斑癣（汗斑）。

用法：研为细末，用时以醋调为糊状，用黄瓜蒂（如无，可改用纱布填棉花扎成帚）蘸药摩擦，每日 2 次。

方药25：硫黄、生大黄各7.5克，石灰水100毫升。

主治：紫白癜风。

用法：将硫黄、大黄研极细末后，加入石灰水（将石灰与水搅浑，待澄清后取中清水）100毫升混合即成。外搽患处，每日3～4次。

方药26：防风（去叉）、蝎梢（炒）各30克，白花蛇头2枚（酒浸，炙）。

主治：紫癜风。

用法：上3味，捣罗为散。每服1～2克，温酒调下。

方药27：细盐适量。

主治：花斑癣（汗斑）。

用法：晚上用之搽患处，初搽有疼痛感，必须忍耐，数次后即愈。

方药28：硫黄、明矾各30克。

主治：汗斑。

用法：将上药研粉，先以布拭醋摩，后搽此于患处，每日1次。治汗斑白色成片，半月可愈。

方药29：紫背浮萍2 500克，汉防己120克。

主治：汗斑。

用法：将浮萍晒干，每用120克，加防己6克，煎水洗浴，并以浮萍搽患处，日1次，久久汗斑、癜风渐褪。

方药30：白附子、硫黄各50克。

主治：汗斑。

用法：将上药研粉，以生姜汁调糊，茄蒂蘸搽，每日数次，据《简便方》载，治赤白汗斑颇验。

方药31：苍耳嫩叶尖500克，青盐50克。

主治：汗斑。

用法：上药苍耳叶于五六月间采集，同青盐共捣烂，每日搽患处1次，搽之5～7次，赤白汗斑即褪。

方药32：青胡桃皮100克，硇砂10克。

　　主治：汗斑。

　　用法：将胡桃皮捣成泥状，入酱溃、硇砂各少许合和。先以泔水洗之，然后敷药于患处。日日用之，不过 10 日，疬疡风乃可以治愈。

　　方药 33：茵陈 500 克，皂荚 250 克。

　　主治：汗斑。

　　用法：先以皂荚煎汤外洗，次以茵陈加水 500 毫升，煎取 200 毫升洗之，冷更作，隔日 1 洗。不数次，汗斑可愈。

　　方药 34：硫黄 30 克，羊蹄根 50 克。

　　主治：汗斑。

　　用法：先将羊蹄根以好醋磨于生铁上，取汁，加硫黄粉调匀涂患处，日日用之，治疗疬疡风甚效。

第三章　病毒性皮肤病

一、带状疱疹

〔病因概述〕

本病是一种带状分布的急性疱疹性皮肤病，可发生于任何部位，多见于腰部，常沿一定的神经部位分布，多因情志内伤，肝经气郁生火，或因脾湿日久，湿热内蕴，外感毒邪所致。

〔临床特点〕

初发病时皮肤发红而渐起米粒样水疱，三五成群地排列为带状。多发于腰部，局部灼热、刺痛，有的可伴有发烧等症。

〔中医病名〕

本病与中医学文献中的"缠腰火丹""蛇串疮""蜘蛛疮"等相似。

〔效方精萃〕

方药 1：新鲜芭蕉根（捣烂绞汁）。

主治：面部带状疱疹。

用法：取上药频饮之。

方药 2：野菊花茎叶、苍耳草各 1 握。

主治：面部带状疱疹。

用法：将上药共捣，入酒1碗，绞汁服，以渣敷之。

方药3：新鲜羊蹄草。

主治：面部带状疱疹。

用法：上药洗净捣烂，加少量凡士林调敷患处。

方药4：马齿苋60克，大青叶、当归各15克。

主治：面部带状疱疹。

用法：上药水煎服，早晚各1次。

方药5：冰片10～20克。

主治：面部带状疱疹。

用法：上药用冷米汤或植物油调冰片成糊外用，每日3～4次。

方药6：蛇蜕。

主治：面部带状疱疹。

用法：上药炒微黄，研为细末，加香油调糊外敷。

方药7：鲜冬青树叶30克。

主治：缠腰蛇丹（又名缠腰火丹）。

用法：捣烂，调鸡蛋清敷患处。

方药8：鲜马齿苋120克。

主治：面部带状疱疹。

用法：上药洗净切碎，捣成烂糊，涂患处。

方药9：芙蓉叶。

主治：面部带状疱疹。

用法：上药研极细末。菊花露或银花露调敷患处。

方药10：王不留行。

主治：面部带状疱疹。

用法：文火炒至稍黄，研为细面，用凉开水调成糊状，每晚睡前敷于患处。

方药11：生鱼合皮鳞捣末。

主治：面部带状疱疹。

用法：以鸡蛋清调涂之。

方药 12：鲜韭菜根 30 克，鲜地龙 20 克。

主治：面部带状疱疹。

用法：上药与香油同捣烂，涂搽患处。

方药 13：雄黄 5 克，冰片 0.5 克，白酒 100 毫升。

主治：面部带状疱疹。

用法：将上药振荡后外搽。

方药 14：雄黄、吴萸、苡仁各等份。

主治：带状疱疹。

用法：共研细末，冷开水调成糊状外搽患处。

方药 15：板蓝根 30 克。

主治：带状疱疹。

用法：煎汤代茶饮。

方药 16：旱莲草适量。

主治：带状疱疹。

用法：取鲜品，洗净捣烂敷患处，每日 1 次。

方药 17：白蚂蚁窝土。

主治：带状疱疹。

用法：将白蚂蚁窝土舂捣调水包敷，要从外围向内涂敷严实，不外露疱疹。

方药 18：全蝎 30 克。

主治：带状疱疹。

用法：研末后分为 10 包，早晚各服 1 包。

方药 19：蜈蚣适量。

主治：带状疱疹。

用法：将上药置于瓦上用文火焙干，研为细末，加适量香油调为糊状，外搽患处，每日 3～5 次。

方药 20：垂盆草 50 克。

主治：带状疱疹。

用法：鲜品捣烂取汁，涂患处。干则再涂。病重患者亦可取汁口服，每次 100 毫升，每日 2 次。

方药21：杠板归适量。

主治：带状疱疹。

用法：用杠板归叶，捣烂取汁，涂搽患处，每日2~3次。

方药22：香芋30克。

主治：带状疱疹。

用法：香芋片搽患处，然后将片碾粉再撒入患处，每天1剂。

方药23：菟丝子适量。

主治：带状疱疹。

用法：将菟丝子炙干后碾成粉剂，加香油调和成糊状，局部外敷，每日1次。

方药24：老茶树叶适量

主治：带状疱疹。

用法：将老茶树叶晒干，研细，以浓茶汁调和。涂患处，每日2~3次。

方药25：草决明50克（炒黑），白矾5克，雄黄粉5克。

主治：缠腰蛇丹（又名缠腰火丹）。

用法：共研细末，调冷开水涂患处。

方药26：雄黄。

主治：带状疱疹。

用法：用食醋调成糊状，外搽患处。

方药27：光明草之果实。

主治：带状疱疹。

用法：将光明草果实部分洗净晒干，炒焦碾细，用香油调成糊状瓶装备用。用经消毒的针头将疱疹刺破，然后将光明草油膏直接搽于患处，其厚度以能遮盖疱疹即可。每天搽药2~3次。

方药28：苍术、白术、地榆等份。

主治：带状疱疹。

用法：将上药共研极细末，用香油适量调成糊状，敷于患处，每日 1 次。

方药 29：雄黄、白矾等份。

主治：带状疱疹。

用法：上药研为细末，茶水调敷患处。调药不宜太稀，每日 4 次。

方药 30：水蓼、五月艾各等份。

主治：带状疱疹。

用法：上药共研细末，以京墨汁（可用紫药水代替）调成稀糊状，用清洁鹅毛或鸡毛蘸药由外向内涂患处，一日数次。灼痛甚者或已成脓疱者，加适量白芷粉、冰片；水疱破溃流水者，加适量枯矾粉。

方药 31：龙胆草 30 克，丹参 15 克，川芎 10 克。

主治：带状疱疹。

用法：每日 1 剂，水煎分 2 次服。大便秘结者加大黄 12 克。

方药 32：马齿苋 60 克，大青叶 15 克，蒲公英 15 克。

主治：蛇串疮（带状疱疹）。

用法：先将上药用水浸泡 30 分钟，再煎煮 30 分钟，每剂煎 2 次，将 2 次煎出的药液混合。每日 1 剂，早晚各服 1 次。

方药 33：青柿果适量。

主治：带状疱疹。

用法：取白露节前后 7 天内青柿果适量，捣烂浸泡于等量的清水中，3 天后滤出呈棕色带黏性的液体，即为柿果液，亦称柿油。用时用棉签蘸药液涂于患部及周围痛处，每日 3 次。

方药 34：鲜蔓石松全草（干品减半）9 克。

主治：带状疱疹。

用法：每日 1 剂，水煎内服，分 2 次服。另取蔓石松鲜全草、粳米（或糯米）适量，洗净，以凉开水或井水浸泡 1 小时。二药共捣烂成米浆样，用鹅毛或毛笔蘸药轻搽患处。

方药 35：竹杆梢 5 个（每个约 3 寸长），冰片 1 克。

主治：带状疱疹。

用法：先把竹杆焙成炭，研成细末，再兑入冰片研匀，用香油调涂患处，1 日 2 次。

方药 36：全鲜地龙 20 克，鲜韭菜根 30 克。

主治：带状疱疹。

用法：将上二味药捣烂，加少量香油和匀，置瓶内放阴凉处备用。涂抹患处，每日 2 次，纱布包扎。

方药 37：梅片 9 克，雄黄 15 克。

主治：带状疱疹。

用法：上药共为细末过筛。先用温开水洗患处，后将药粉同冷开水调成膏，涂搽患处，每日 2~3 次，连用 3 天。

方药 38：柿油 100 毫升，沸雄黄 5~8 克。

主治：带状疱疹。

用法：将两药混合调匀后备用，或现调现用，用时以鹅毛或软的小刷子蘸药涂在患处，第一天 5~10 次，次日可减少，一般用药 4~7 天。

方药 39：灯芯草适量。

主治：带状疱疹。

用法：将灯芯草蘸香油点燃后，炙灼疱疹顶端，见疱疹顶部结痂即停止，灸 1 次即可。

方药 40：雄黄、醋。

主治：带状疱疹。

用法：调成糊状，敷患处。

方药 41：明雄黄 15 克，白烧酒适量。

主治：带状疱疹。

用法：将明雄黄研成极细末，用白酒调成稀糊状备用。先以灯芯草蘸香油适量，以火点燃于带状疱疹两头各淬一下，然后用毛笔蘸酒调雄黄糊涂于带状疱疹上，通常只需涂药 1 次，疱疹即停止蔓延，萎缩结痂，痂落即愈。

方药 42：雄黄、青黛、冰片。

主治：带状疱疹。

用法：上药各等份共为细末，以麻油调匀围敷于患处四周。

方药 43：地榆 30 克，紫草 18 克。

主治：带状疱疹。

用法：上药共研极细末，用凡士林适量调匀围敷于患处四周。

方药 44：青蒿草 500 克。

主治：带状疱疹。

用法：将药煎汤，待药汤温度降低至皮肤能耐受时，用药汤反复淋洗患处，1 日 1 次，一般洗 5~7 次。

方药 45：海金沙 5 份，青黛 1 份。

主治：带状疱疹。

用法：将上药混合研匀，用时以麻油调成稀糊状，用鸭毛将药糊涂敷于患处，每日 1~2 次。一般 3~19 日可愈。

备注：用药期间，忌食鱼、虾、牛肉、笋等食物。

方药 46：大叶金钱草适量。

主治：带状疱疹。

用法：将金钱草放在瓦片上烧灰研末，用麻油调搽局部，每日 2~4 次，冬天外用布包扎。

方药 47：苦瓜（无全瓜用叶）或杠板归（新鲜全草）、雄黄末。

主治：带状疱疹。

用法：取上药适量捣烂绞汁调雄黄末，适量敷之。每天上药 2 次。

方药 48：新取之血余适量（陈旧者效差）。

主治：带状疱疹。

用法：将血余放在文火上烤烧成炭末。趁热均匀地涂搽在疱疹所发区域的皮肤上，每天涂搽 1 次。有活血凉血，消炎止痛之功用。

方药49：新鲜无花果叶数片。

主治：带状疱疹。

用法：将上药洗净擦干，切片捣烂，置瓷碗中，加适量食醋调匀成稀泥状。用其敷于患处，待药干后更换。有清热利湿，解毒止痛之功用。

方药50：杠板归（全草）、白醋各适量。

主治：带状疱疹。

用法：取鲜杠归（全草）适量捣碎（如为干品则研成细末）后，加适量白醋搅匀。用纱布包扎涂患处，1日数次。无白醋可用猪油或茶子油代。冬天使用应将药液适当加温。

方药51：一点红（鲜草）适量。

主治：带状疱疹。

用法：洗捣，加适量凡士林成膏状备用。用时将此膏均匀敷于患处，每日1次。

方药52：桑螵蛸（蛹未出者更好）适量。

主治：带状疱疹。

用法：放文火上烧焦，研细末，加香油适量调匀备用。用羽毛蘸药涂患处，日3~4次。

方药53：鲜乌蔹莓适量，冰片1克。

主治：带状疱疹。

用法：鲜乌蔹莓洗净晾干，捣汁加冰片1克熔化备用。用茶水清洗，然后搽药，1日4次。乌蔹莓又名五爪龙，气味酸苦寒，无毒，可凉血解毒邪。冰片在本方中应用有增加其清热止痛的作用，二药共奏清热凉血、解毒止痛之功效。用本方治疗，无毒、副作用。

方药54：莴苣、冰片。

主治：带状疱疹。

用法：莴苣去外皮，切成片晒干，烧灰存性，为细末。加冰片，用米醋调成糊状，敷患处。单用莴苣叶捣烂如泥外敷亦可。

方药 55：红皮或白皮地瓜适量。

主治：带状疱疹。

用法：地瓜洗净，研末成豆渣状。将渣汁放在瓷皿内以文火煎成半熟糊状，待冷却至适宜温度时直接敷患处或先敷在纱布上贴于患处，外用绷带包扎固定，每日更换 1 ~ 2 次，直至痊愈。

方药 56：雄黄 20 克，白矾 20 克，蜈蚣 4 条。

主治：缠腰火丹（带状疱疹）。

用法：将蜈蚣焙干，3 味药共研细末，混合均匀，瓶装密封备用。用香油调成稀粥状，涂于患处，日 2 次。

方药 57：全黄芩（根叶苗）9 克，香油 30 克，黄蜡适量。

主治：带状疱疹。

用法：将黄芩根叶苗切碎，用香油炸焦后取出，掺入黄蜡外敷。

方药 58：马钱子适量。

主治：缠腰火丹。

用法：马钱子磨醋外搽，顿觉凉爽痛减，并内服龙胆泻肝汤，一周后可痊愈。

方药 59：新鲜仙人掌若干片，炒粳米粉、米泔水适量。

主治：带状疱疹。

用法：将新鲜仙人掌去皮，入石臼中捣烂，再加入炒粳米粉、米泔水，捣和均匀使成黏胶状备用。将已制好的糊胶状药物敷患处，外盖油纸，绷带包扎（天热用网固定即可），每隔 3 ~ 4 小时换药 1 次（或在原药上加米泔水湿润再敷亦可）。鲜仙人掌清热解毒，鲜者尤佳。此药不仅能治火带，尚可用鲜者捣汁外敷痄腮。

方药 60：蛇葡萄鲜根内皮 500 克。

主治：带状疱疹。

用法：将蛇葡萄根切成短棒状，水煎后剥去外皮，取下黄白色的内皮，除去木质部，切碎，加水 2 500 毫升。煎沸后用微火再煮 60 分钟，然后用铜药罐将煮烂的内皮捣碎，再煎煮 30~60 分钟，待形成糊状物即可。用时先清洗局部，再涂搽 2%龙胆紫液，干燥后，将蛇葡萄糊状物涂抹在灭菌布上敷贴于皮损处，绷带包扎，每日 1 次。

方药 61：蜈蚣 3 条。

主治：带状疱疹。

用法：焙干研末，用香油或茶油、烧酒调抹。又方将蜈蚣放入醋内浸，用此醋先搽疱疹两头，然后搽中间。

方药 62：柿子汁。

主治：带状疱疹。

用法：抹于患处，干时再抹，一日三四次。又方用柿油适量、冰片 5 分（研末），调和抹于患处。

方药 63：金樱子嫩叶一把。

主治：带状疱疹。

用法：上药捣烂，米泔水浸一夜，搽患处。

方药 64：杉木炭（或松毛灰）若干，冰片少许，麻油适量。

主治：带状疱疹。

用法：将杉木炭研细，加冰片，用麻油调成糊状。以棉签或毛笔蘸敷患处，每隔 2~3 小时局部干燥即搽敷 1 次。

方药 65：鲜空心菜叶。

主治：带状疱疹。

用法：去叶取茎，在新瓦上焙焦后，研成细末，用茶子油搅成油膏状，在患处以浓茶汁洗涤，拭干后，涂搽此油膏，每日 2~3 次，约 3~5 天后痊愈。

方药 66：锡类散 10 瓶，雄黄 5 克。

主治：带状疱疹。

用法：上药米醋调匀，先用草纸卷成筒状，一端蘸上茶油，点燃后对准患处吹火灸 5 分钟，再用上药搽之。每日 1

次，连用 3 天即愈。

方药 67：黄毛耳草（别名：铺地蜈蚣、下山蜈蚣、白地茄）、茶叶适量。

主治：带状疱疹。

用法：先将茶叶泡浓茶，外洗疱疹处，然后用泡过的茶叶和鲜黄毛耳草擂汁外搽疱疹。用此药后当天疼痛减轻，4～5天可治愈。

按语：用此药后病人有清凉舒适感，灼热疼痛症状当即减轻。若在药汁中加少量冰片疗效更佳。

方药 68：白及 9 克（炒黄），雄黄 4.5 克，大蜈蚣 1 条（炒）。

主治：带状疱疹。

用法：共研细末，用鸡蛋清调匀。涂患处，如疼痛不止，将原药加入冰片少许。

方药 69：纯汽油适量。

主治：带状疱疹。

用法：用消毒棉球蘸纯汽油涂患处，每日 3～4 次。干后穿衣，1 日见效，3～5 日可愈。

方药 70：鲜狗肝菜 120 克，雄黄少许。

主治：带状疱疹。

用法：将狗肝菜捣烂，加食盐，再加雄黄少许，用米泔水调匀，外敷患处，每日 2 次。

方药 71：蚯蚓适量，白糖适量。

主治：带状疱疹（又名缠腰龙）。

用法：将 2 条蚯蚓洗净放入白糖中，取出浸液备用。用上述浸液涂患处。

方药 72：柚子叶、茶油各适量。

主治：带状疱疹。

用法：晒干烧灰为末，用茶油调敷患处，每日 3 次。

方药 73：红蚯蚓 3 条，桐油适量。

主治：带状疱疹。

用法：将蚯蚓焙干研末，桐油调匀，外敷患处，每日 3 次。

方药 74：半边莲 1 大把。

主治：带状疱疹（又名缠腰龙）。

用法：将半边莲洗净，捣烂如泥。用上述药泥涂于患处后，盖上纱布，胶布固定。若药干时可用冷开水湿润之。每日换药 1~2 次。亦可将鲜半边莲捣烂绞汁，不时外擦患处。用量不拘多少，可视患处范围大小而定。

方药 75：韭菜地黑蚯蚓屎（适量），侧柏叶适量，鸡蛋清适量。

主治：带状疱疹。

用法：前二味研为细末，加鸡蛋清调之，外敷患处，每口 2 次。

方药 76：仙人掌适量，糯米粉适量。

主治：带状疱疹。

用法：刮去外面的刺，和糯米粉混合捣烂外敷，每日 2 次。

方药 77：板蓝根、大麦叶各 30 克。

主治：缠腰火丹。

用法：水煎服。

方药 78：鲜南蛇勒嫩叶 60 克。

主治：带状疱疹。

用法：捣烂取汁，外涂患处，每日 3~4 次。如已溃烂，另用南蛇勒叶置瓦上为末，茶油涂患处，每日 2 次。

方药 79：鲜蒲公英 3 棵，黄鳝鱼适量。

主治：带状疱疹。

用法：蒲公英捣烂取汁，加黄鳝血调搽患处，每日 2 次。

方药 80：地龙 5 条。

主治：带状疱疹。

用法：上药烤干研粉，加适量麻油，调匀搽于局部。

方药 81：鲜韭菜根 30 克，地龙泥（地龙之排泄物）15 克。

主治：带状疱疹。

用法：共置碗中捣烂，加少量香油和匀置阴凉处备用。先将患处皮肤洗干净，将药摊在患处，厚度约 0.5 厘米，以纱布覆盖。

二、寻 常 疣

〔病因概述〕

本病是一种常见的病毒性赘生物，多因气血失和、腠理不密，复感外邪、凝聚肌肤所致。

〔临床特点〕

好发于背足蹠，为刺状突起的肿物。坚硬，表皮粗糙，大小不等，有如绿豆，或如豌豆大小。

〔中医病名〕

疣目、枯箭筋、千日疮、瘊子、刺瘊、鼠乳。

〔效方精萃〕

方药 1：乌梅 4～6 克，食醋 20～30 克。

主治：寻常疣。

用法：将乌梅和食醋放入一玻璃瓶内，浸泡一周。用时令患者先用热水浸洗患部，然后用手术刀削平病变处角化组织，以有渗血为度。取胶布一块，视病变部之大小，中间剪一小洞，贴在皮肤上，暴露病损部位，取乌梅肉研成糊状，敷贴在病变组织下，外用一层胶布盖严。3 天换药 1 次。

方药 2：火殃勒叶、食盐各适量。

主治：寻常疣。

用法：先将火殃勒叶捣烂，加入食盐拌匀即可。用热水浸洗最先长出的寻常疣，用刀刮去其角质层，取药烤热贴于患处，胶布固定。每 3 日换药 1 次。只贴最先长出的寻常疣，其余会自然消失。

方药 3：冰片 3 克，鲜荸荠 12 克。

主治：寻常疣。

用法：以热水洗净患处，75% 酒精消毒，用胶布保护周围正常皮肤，使疣充分暴露。将荸荠洗净去皮，与冰片共捣烂如泥，涂敷患处，用胶布覆盖，每日换药 1 次

方药 4：鲜狼毒（大小狼毒均可）全株。

主治：寻常疣。

用法：治疗前先将患部浸泡于热水中数分钟，待疣表面角质软化后，洗去表面上的粗皮，然后取狼毒的白色乳汁（不论根、茎、叶均可）涂于患处，每日 2~3 次。切忌入口。

方药 5：鼠妇 1~2 只。

主治：寻常疣。

用法：将鼠妇放在疣顶部，用手挤压鼠妇使其成浆糊状，完全涂抹在疣体上，令其自然干燥，勿洗。每天如法涂抹 2~3 次。

方药 6：活斑蝥虫数只。

主治：寻常疣。

用法：将疣用 75% 酒精消毒或用肥皂水清洗后，用剪刀或锋利小刀将顶部表皮削去，见血为度。将活斑蝥 1 个从颈部去其头，用其水珠样黄色分泌物涂于见血之疣上，勿需用敷料覆盖。1 个活斑蝥可涂 1~2 个疣。12~24 小时后可见涂药的疣变成如烫伤后的水泡，48~72 小时水泡可自行消失。

方药 7：油桐果适量。

主治：寻常疣。

用法：先将疣的表面轻轻刮皮，随即将刚切去尖端的油桐果中所流出的胶汁滴在疣面，任其自然干涸结痂，自行脱落。如患处脱痂后仍有部分疣组织尚未脱落，再如上法涂药胶 1～2 次，以愈为度。滴药后暂不要用水洗涤患处，以免影响结痂。

方药 8：按鸦胆子仁 25%、血竭 25%、生石灰 50% 的比例配制。

主治：寻常疣。

用法：先将血竭、生石灰分别碾碎并筛为粉末后混合，然后与捣为泥状的鸦胆子仁充分混合，贮瓶备用。用时以左手拇指将疣周围之皮肤向外伸展固定，右手取药粉一小撮置于疣上，用右手拇指或食指在疣上来回或旋转揉搓，施加一定压力，约 1～2 分钟疣即脱落，比时患处有少量血渗出，用药粉压迫片刻即可止血。

备注：此方对高出的或茎细的寻常疣疗效最好。对头部寻常疣有头发贯穿者，应先拔去头发。如疣比较扁平不易揉搓，可用植物油将药粉调糊涂敷疣上。

方药 9：木贼、香附各 30 克。

主治：寻常疣。

用法：上药加水 1 500 毫升煎沸后，倒入盆中，待不烫时即将患处浸入盆中，并不时加以淋洗，轻轻揉搓疣的表面，以促使药物向疣组织内渗透，每次洗涤时间为半小时，每日早晚各 1 次，直至疣脱落为止。揉搓时如疣面之小刺分离，可轻轻拨出。经洗涤 3～6 天后疣即脱落，不留任何痕迹而愈。

方药 10：经霜茄子 1 只。

主治：寻常疣。

用法：用刀切去茄子蒂部，切面在火上烘热使其汁流出即擦疣部，以局部发热为宜，日擦 2～3 次，连续使用 7～10 天。

方药 11：鲜鸡蛋 7 个。

主治：寻常疣。

用法：煮熟，剥去蛋壳，每个蛋用竹筷刺 10 个小孔，再夹成四等分，装杯内，加入食醋 10 毫升，拌匀，加盖放置 6 小时后，空腹时连蛋带醋一次服下。如胃口不好，当天内分 2～3 次空腹服食。服时忌用盐、酱油，更忌食碱性食物或碱性药物。每周服食醋蛋 1 次，一般用 1～2 次即见效。

方药 12：板蓝根 50 克。

主治：寻常疣、扁平疣。

用法：每日一剂，加水煎至 100 毫升，分 3 次内服，同时外搽，一日数次。

方药 13：紫苏叶（最好摘下后立刻使用）。

主治：寻常疣。

用法：用前将叶洗净，并用 75% 酒精拭擦紫苏叶的两面。洗净患处，常规消毒，疣突出者可用消毒剪刀贴皮将疣剪去，并立刻用洗净的鲜紫苏叶擦 5～10 分钟，患处会自行止血。然后用纱布包扎。此后每日擦紫苏叶一次。患部的痂皮可用消毒剪刀轻挑去。

方药 14：了哥王（果实）30 克。

主治：寻常疣。

用法：捣烂，泡入 95% 酒精 30 毫升中，两周后过滤，涂患处。涂药前先将寻常疣（特别是"母疣"）挑破，再涂药。每次涂搽 5 分钟。1 日 1 次。寻常疣多者，可分批治疗。

方药 15：（干）松花蕾 10～20 个，川芎 10 克，盐适量。

主治：寻常疣。

用法：水煎服，每日 1 剂，连服 10 天。如胃痛可停药 2～3 天，止痛后继续服药。

方药 16：生石灰 250 克，鸦胆子仁 30 克，血竭 15 克。

主治：寻常疣。

用法：将三者混合研碎，细罗过筛，粉末呈淡红色，瓶装备用。将少许药粉放在疣的顶端，用拇指轻轻揉搓，边搓边加药粉，直至将疣体完全搓落为止。搓时如有血出，不必介意，可加少许药粉继续揉搓。疣体搓落后，基底略出血，以药粉按压之，片刻血即止，搓时注意保护健康皮肤，用力不宜过大，应一次将全部疣体搓落，以免复发。

方药17：生姜、醋。

主治：寻常疣。

用法：生姜捣烂取汁，加适量醋，搽患处，每日数次。

方药18：蟾蜍1～2只。

主治：寻常疣。

用法：蟾蜍1只，置开水中煮沸10分钟，去蟾蜍，用煎液洗疣，1日数次，每只蟾蜍煎液可用2～3天。轻症者用1只，重症者用2只。

方药19：活南方大斑蝥或黄白小斑蝥适量。

主治：寻常疣。

用法：常规消毒后，将疣顶部皮肤削去至见血，将活斑蝥去其头，局部外涂搽其流出的水珠样黄色分泌物，勿需敷料覆盖。12～24小时后，可见涂药的疣变成如烫伤后的小泡，48～72小时后水泡自行消失不留疤痕。疣数目较多则选择较大及发病时间长者治，其余可自行消退。

方药20：芝麻花。

主治：寻常疣。

用法：取新鲜芝麻花（适量）揉擦患处，每日3次，7～10日即可见效。如为干品芝麻花，可先用水浸泡30分钟，煎沸，冷却后涂搽患处。

方药21：豌豆50克。

主治：寻常疣。

用法：将豌豆研碎，然后浸泡在75%酒精或白酒100毫升中，泡24～48小时，过滤备用。用时将豌豆酊搽在疣体上，每日涂搽5～7次。一般5～7天，疣体即可自行脱落。

方药 22：火柴头数根。

主治：寻常疣。

用法：先将疣体剪平（略见血更好），然后用火柴头轻轻擦创面。每天 2～3 次。（一般 7～10 天疣体自行脱落）

方药 23：牛倒爵沫适量。

主治：寻常疣。

用法：将牛倒嚼沫涂搽患处，每日 2 次，连续治疗，12 日左右可全部自行脱落，不留痕迹。

方药 24：三七粉 10～15 克。

主治：寻常疣。

用法：将上药制成散剂，每服 1～1.5 克，每日 2 次，白开水送服。

方药 25：选纯净无杂质的紫硇砂 39 克，将紫硇砂研极细末，装瓶备用。

主治：寻常疣。

用法：取硇砂粉 0.5 克，敷于一个最大的疣体上（先将疣体洗净擦干），然后用胶布固定。1 周为 1 疗程。

方药 26：精制硫黄 3 克，豆腐 1 块，绿壳鸭蛋 1 枚。

主治：寻常疣。

用法：将纯硫黄纳入豆腐内同煮，煮至豆腐呈黑绿色为度。将硫黄取出，阴干，研末，再将绿壳鸭蛋一端敲一小孔，放入硫黄末于蛋孔内，搅转，复将蛋孔封好，置饭锅内蒸熟。剥去蛋壳，上下午各食半个。食 1 蛋为 1 个疗程。

方药 27：鸦胆子适量。

主治：寻常疣。

用法：鸦胆子，剥去外壳，将收集的鸦胆子仁置小瓶内，用高压消毒后备用。用时先用酒精、碘酒清洗患部，然后用消毒过的小刀将患部皮肤轻轻刺破，以见血为止。再将消毒好的鸦胆子仁轧碎，敷于患处，用纱布胶布固定即可。此后勿使患部沾水，8 天后将胶布揭下，疣即可脱落。如未完全脱落时，可涂硼酸软膏，2~4天后可自行脱落。

方药 28：鲜茄子适量（切片），雄黄适量（研细末）。

主治：寻常疣。

用法：先将患部用温热水浸泡洗净，用消毒刀将寻常疣蓬松面修平，以不出血为度。用茄片蘸雄黄末外擦 2~3 分钟，每天 1 次。一般外擦 2~5 次，15 天左右即可全部脱落而愈。

方药 29：地肤子 150 克，白矾 150 克。

主治：寻常疣、扁平疣。

用法：先将地肤子加水 1000 毫升，煎至 300 毫升后去渣，加入白矾熔化后备用。用时以棉球蘸药水在所有患处稍用力涂擦，使局部红润，每日 3~6 次。治疗期间禁用化妆品。

方药 30：生石灰末 150 克，纯碱 100 克，糯米粉 5 克。

主治：寻常疣。

用法：将石灰、纯碱搅拌，用清水浸泡、沉淀，取上清液，加入糯米粉，浸 24 小时，搅匀备用。外敷患处，每日 2 次。

方药 31：生猪油（板油）一小块。

主治：寻常疣。

用法：上药敷于疣上，胶布包住，2~3 天换一次。

方药 32：未成熟葡萄。

主治：寻常疣。

用法：在葡萄果实生长至青豆大小（口尝有酸涩微苦感），采摘后放入塑料袋内，扎紧袋口，置阴凉处。有条件可放入冰箱内冷置，温度控制在 5℃ 左右。采摘数量根据疣体多少而定，一般一个母疣约 150 粒。治疗时，用锐器刺破果表皮，破皮处对准疣体，一边轻轻挤压一边涂搽，一次 2 粒，每日 3~4 次。

方药 33：嫩南瓜 1 个。（用针刺几个孔，少顷即有液体从针孔流出，收集备用）。

主治：面疣。

用法：用上液涂患处，1日3~4次，以愈为度。

方药34：鸦胆子30克，乙醚适量。

主治：疣。

用法：鸦胆子30克。将鸦胆子剥去壳，取仁，捣碎，置瓶中加入乙醚，略高过药，隔2小时后，取上层浮油倒于平底玻璃器皿中，等乙醚挥发后即得鸦胆子油，装入瓶中备用。用牙签挑取很少鸦胆子油，小心点在扁平疣上。

方药35：苍耳子100克，大米100克，水1500毫升。

主治：疣（瘊子）。

用法：将洗净苍耳子煮沸，15分钟后捞出，再将大米倒入锅内煮熟。汤米同服，每日1剂，分3次服。连服3剂，瘊子即除。

方药36：新鲜四季豆。

主治：疣（瘊子）。

用法：剥下新鲜四季豆壳，先将患者生瘊子处进行消毒，然后用豆壳擦患处，每日3次，不到10次，瘊子全部落光，且无斑痕，也不复发。

方药37：节节草30~50克。

主治：刺瘊。

用法：将节节草放置盆内，加水500毫升，在火上煎20~30分钟，趁热先熏后洗，洗时用力搓擦瘊部。每日1剂，轻者3~5次，重者不超过10次即愈。

方药38：斑蝥12.5克，雄黄2克，蜂蜜适量。

主治：疣。

用法：取上2味药研细末，加蜂蜜调制成膏。把疣体表面角化层剥去，以碘酒消毒，然后取少许药膏，搓成与疣体大小相等的扁圆片，置于疣表面，胶布固定。10~15小时后患部起水泡，疣体剥离而愈。

方药39：生薏苡仁10克。

主治：疣。

用法：将药研成细粉，加白糖适量，开水冲服，每日 3 次，20 天为一疗程。

方药 40：未成熟的无花果。

主治：赘疣。

用法：捣烂敷于患处，1 日换药 2 次，数日见效。

方药 41：千金子适量。

主治：疣。

用法：捣研敷患处，外用胶布盖上，可使痣、疣腐蚀脱落。

方药 42：板蓝根、山豆根各 60 克。

主治：蹠疣。

用法：将上药加水 3 000 毫升，煮沸 10 分钟后待用。待药液稍凉，浸泡患处 1 小时，每日 1 次。对较大之疣体且疼痛显著者可加用艾灸，每次 10 分钟。

方药 43：新鲜石灰适量。

主治：寻常疣、扁平疣。

用法：上药研细，过 100 目筛，备用。用时将局部常规消毒后，撒上石灰粉少许，用手指绷紧患部皮肤，张开止血钳，用其内侧面平皮面在疣底四周先推刮一周，后用力来回推刮（有毛部应顺毛流方向推），疣即脱落，立即按上预先放置了生石灰粉的纱布，加压数分钟后用胶布固定。

三、扁　平　疣

〔病因概述〕

本病是由于病毒接触传染所引起。

〔临床特点〕

皮肤上有微微隆起的米粒大或芝麻大的扁平丘疹，常散开或集群分布，呈淡褐色或淡黄色。好发于青少年，多见手背或颜面部。

〔中医病名〕

扁瘊、瘊子。

〔效方精萃〕

方药1：黄豆适量。

主治：扁平疣。

用法：把黄豆（大豆）捣烂（嚼烂亦可）后糊在有疣的地方，睡前糊上，醒后洗掉（即每晚1次），连续2~3次可见效。

方药2：白鲜皮15~30克，明矾10~15克。

主治：扁平疣。

用法：以清水300毫升，将药煎数沸，滤出药液。先熏后洗，洗时用洁净纱布，必须用力揉擦，使药液能渗入疣部皮下，每次10分钟左右，1日2次，短者1周，长者半月可愈。

方药3：木贼草、香附各60克。

主治：扁平疣。

用法：上药加水浓煎，用棉花蘸药汁淋洗患处，每次淋洗30分钟，每日2次。淋洗后皮肤可发红。连续淋洗1~2周（本方可内服）。

方药4：苡仁60克（空腹服用加白糖）。

主治：扁平疣。

用法：上药煮粥食（空腹服用，可加白糖）。上药为一日量，连服一个月。

方药5：秋日采集青芋块根。

主治：扁平疣。

用法：捣烂成泥，涂敷局部。

方药6：小麦秆和汁。

主治：扁平疣。

用法：麦收时取叶煎浓汁；麦青时秆叶揉取汁液。用上述任何一种汁液涂患处。

方药 7：鲜芝麻花。

主治：扁平疣。

用法：上药在手心内揉取汁液，涂搽患部。

方药 8：鲜菱蒂（柄）。

主治：扁平疣。

用法：将药洗净，涂搽患处，1 日 3～5 次。

方药 9：半夏粉少许。

主治：扁平疣。

用法：加少量白糖，以冷开水调敷患处。

方药 10：白矾、地肤子等份。

主治：扁平疣。

用法：上药煎水，频洗之。

方药 11：生青苦瓜 100 克。

主治：扁平疣。

用法：取生青苦瓜剖开去籽，放入酸菜水中浸泡 1 周后，取出切碎，在油锅中爆炒 1 分钟，盛入盘中作菜食用。1 日 3 次，每次 100 克，连续食用半月。

方药 12：生鸡内金 100 克，黑龙江白米醋 300 毫升。

主治：扁平疣。

用法：上药混装入瓶内浸泡 30 小时，用此液涂搽患处。每日 3 次，10 天为 1 疗程。

方药 13：生香附 20 粒（约 10 克），鸡蛋 1 个。

主治：扁平疣。

用法：将生香附去毛须，洗净、晒干、碾碎，加鸡蛋中煎炒（加少许植物油或盐），每 2～4 日服 1 次，5～8 次为 1 疗程。

方药 14：鸦胆子 40 克，莲壳适量。

主治：扁平疣。

用法：鸦胆子、莲壳打碎，加水煮沸，煎取药液 40 毫升，即成100%鸦胆子煎液，同时摇匀，以棉签蘸药液点涂软疣，日2次。（亦治传染性软疣）。

方药15：鲜臭牡丹根（洗净切片）50～100克，鲜猪皮50～100克。

主治：扁平疣。

用法：上药同煎30分钟，取汤150毫升，加适量食盐温服，每日2次，连服3月。

方药16：新鲜鸡内金（或干的鸡内金泡软）适量。

主治：扁平疣。

用法：揉擦患处，每次揉搽15分钟，每日1～2次。

方药17：绿壳鸭蛋1枚，硫黄0.6克。

主治：扁平疣。

用法：将鸭蛋打一小孔，加硫黄于内，搅拌均匀，放在饭锅上蒸热后服，连服5～7枚见效。

方药18：新鲜带荚黄豆30克，薏苡仁12克，白蔻、藿香、连翘、佩兰各10克，通草、淡竹叶各9克，六一散1包。

主治：扁平疣。

用法：水煎服，每日1剂。

方药19：醋200毫升。

主治：扁平疣。

用法：加热浓缩至100毫升，冷却后，涂患处。每日3次。疣体脱落，不留疤痕。

方药20：沉淀或升华硫黄适量。

主治：扁平疣。

用法：用浓茶水将硫黄调成糊状，每晚用温开水擦洗患部片刻后，再用上药敷于患处，次晨洗掉，一般5～7天愈。

方药21：破故纸15克，75%酒精100毫升。

主治：扁平疣。

用法：将破故纸破碎成块放入酒精中浸泡，密封1周后外用。每日早、中、晚用棉签蘸药液涂搽患部，7日为1疗程。

方药 22：鸦胆子、小艾炷各适量。

主治：扁平疣。

用法：主穴取养老、外关、丘墟、外踝点，配穴取疣体局部。鸦胆子捣烂贴敷穴位上，艾炷灸。每日施灸 2~3 次，一般治疗 3~5 日可愈。

方药 23：鼠妇（潮虫子）。

主治：扁平疣。

用法：将潮虫挤破直接涂在疣体上，一般涂 3~5 次即可自行消失，不用消毒包扎。

方药 24：红花 6 克。

主治：扁平疣。

用法：沸水冲泡，代茶饮，每日 1 剂，连服 10，天为 1 疗程。

方药 25：苍耳子 30~60 克。

主治：扁平疣。

用法：水煎熏洗患处，每日 2 次。

方药 26：鲜艾叶适量。

主治：扁平疣。

用法：将鲜艾叶揉至出汁，在疣表面摩擦至皮肤微热或微红，但不要擦破皮肤，每日 2 次。

四、传染性红斑

〔病因概述〕

本病患者多为儿童，多见于冬春季节，系由血热风盛所致。

〔临床特点〕

好发于面部，皮损为稍肿胀红斑，多见于颊部、眉间、前额等处。微痒，有灼热感。病程为6~9天。

〔中医病名〕

丹痧。

〔效方精萃〕

方药1：鲜油菜叶。

主治：传染性红斑。

用法：上药捣烂绞汁，温饮一小杯，每日2~3次。

方药2：绿豆粉2~3匙，橘皮半个，薄荷3克。

主治：传染性红斑。

用法：上药用开水冲泡，代茶饮。

方药3：老丝瓜和老姜2~3片。

主治：传染性红斑。

用法：加黑糖合煮，代水喝。

方药4：益母草7.5克，黄酒12克。

主治：传染性红斑。

用法：上药每日炖服，连吃3天。

方药5：红蚯蚓10条，白糖适量，金银花15克。

主治：传染性红斑。

用法：上药共捣外搽患处。

方药6：青鱼胆、青黛各等量。

主治：传染性红斑。

用法：上药香油调成糊状，外涂患处。

方药7：鲜山药适量，蓖麻子仁5粒。

主治：传染性红斑。

用法：上药洗净后，共捣烂，敷于患处。

方药8：鲜白菜帮、绿豆芽菜、马齿苋各等份。

主治：传染性红斑。

用法：上药共捣如泥，外敷患处。

方药 9：青黛 15 克，冰片 5 克。

主治：传染性红斑。

用法：上药共研细末，醋调外敷。

方药 10：地龙 100 条，白糖 30 克。

主治：传染性红斑。

用法：将地龙加入白糖搅拌后，静置 2 小时，弃去地龙，取汁。将患处洗净后，用消毒纱布浸于地龙白糖液中，湿敷于患处。每天换药 1 次，纱布稍干即滴上药液，使之保持湿润，直至痊愈。或用地龙注射液外涂，用法同上。

方药 11：甘遂 9 克，甘草 9 克。

主治：传染性红斑。

用法：上药加水 1500～2000 毫升，煮沸 10 分钟后，对患部先熏后洗，各需 10～15 分钟，每日 1 次，连续 2 周为 1疗程。

五、风　　疹

〔病因概述〕

本病好发于儿童和成年人，多因邪犯肺卫或邪热炽盛而致病。

〔临床特点〕

皮疹从头面部向躯干、四肢扩散。为淡红色麻疹样丘疹，疹点透发后 2～3 天热退。本病愈后可获终身免疫。

〔中医病名〕

风瘾、风痧、瘾疹。

〔效方精萃〕

方药 1：蚕沙 1000 克。

主治：风疹。

用法：蚕沙水煮去渣。洗浴避风，其疹即愈。

方药2：鲜牡蒿嫩叶120克。

主治：风疹。

用法：上药洗净切碎，加油、盐适量，炒熟当菜吃，早晚各1次。

方药3：益母草12克，黄酒60克。

主治：风疹反复发作。

用法：上药每日炖服。

方药4：赤小豆、荆芥穗。

主治：风疹。

用法：赤小豆、荆芥穗等份为末，鸡子调涂之。

方药5：牛蒡子、浮萍。

主治：风疹。

用法：牛蒡子（炒）、浮萍等份，以薄荷汤服6克。早晚各一次。

方药6：僵蚕、蝉衣、大黄、姜黄等份为末。

主治：风疹（瘾疹）。

用法：每次服6克，用蜜调黄酒送服。

方药7：醋半碗，红糖60克，生姜（切细）30克。

主治：风疹久不愈。

用法：同煮一至二沸，去渣。每次服一小杯，加温水和服，每日3~4次即有功效。

方药8：香菇15克，瘦猪肉60克或120克。

主治：风疹。

用法：炖服，不可放盐，连服3次。

第四章　变态反应性皮肤病

一、荨　麻　疹

〔病因概述〕

本病可分急性、慢性两类。它是一种最常见的过敏性皮肤病。多因食物、药物、生物制品、物理因素、动物及植物因素、病灶感染、肠道寄生虫、外邪侵袭或精神因素等而诱发致病。

〔临床特点〕

皮肤出现大小不等的风疹块，颜色鲜红或苍白，单独散在或融合成片。

本病突然发生并可迅速消退，有剧烈瘙痒及烧灼感，部分患者伴有恶寒、高热症状。

愈后一般不留痕迹，但如反复发作，可数月或数年不愈，转成为慢性。

〔中医病名〕

瘾疹、风疹块、痞瘤、风痞瘤。

〔效方精萃〕

方药 1：蛇床子、百部各 25 克，50% 酒精 100 毫升。

主治：荨麻疹。

用法：酒精浸泡诸药 24 小时，过滤装瓶备用。每日涂搽患处 3~5 次。

方药 2：苦参 30 克，防风 15 克，扑尔敏 30 克。

主治：荨麻疹。

用法：将上药各自单独研为细末，分别用瓶装贮藏，密封备用。临睡前各取 10 克混合均匀，装入脐窝，以纱布覆盖，胶布固定。每天 1 次，10 天为 1 疗程，连续至痊愈为止。

方药 3：鲜青蒿。

主治：荨麻疹。

用法：用鲜青蒿搓患处。冬天可用干的，开水泡透后，搓搓患处。

方药 4：僵蚕、蝉衣，大黄和姜黄等份。

主治：荨麻疹。

用法：将上药共研为末。每服 3 克，以蜜调黄酒送下。

方药 5：谷草 5 000 克。

主治：荨麻疹。

用法：将上药燃着，令患者穿短衣裤在火旁边轻跳 100 次，火焰不旺就再续谷草。1 日熏烤 1 次，以见微汗为宜。可连熏 2~3 日。

方药 6：硫黄或碳酸氢钠适量。

主治：荨麻疹。

用法：选上药取全身热水浸浴或淋浴。每日 1 次，6 次为 1 个疗程。

方药 7：紫背浮萍适量（鲜品加倍），蚕沙 100 克。

主治：荨麻疹。

用法：上药包煎至沸后约 10 分钟，取汁 3000~5000 毫升，待温后用干净毛巾蘸药汁，从头部向下肢擦洗。每日 1~2 次，每次 10~15 分钟。

方药 8：玻璃罐头瓶 1 个，大于肚脐眼的塑料瓶盖一个，酒精棉球若干，大头针 1 枚。

主治：荨麻疹。

用法：用大头针扎入塑料盖，放在脐部，针尖向上。将酒精棉球插到大头针上并点燃，立即将玻璃瓶罩在上面。待吸力不紧后取下，连续拔3次。每日1次，3天1个疗程。一般1~2次即效。

方药9：蒺藜、防风各15克，蝉蜕10克。

主治：荨麻疹。

用法：水煎服。

方药10：荆芥穗32克。

主治：荨麻疹。

用法：取净荆芥穗，轧为细末，过细罗后，装入纱布袋备用，用时将荆芥面均匀地撒在受治皮肤表面，然后用手掌来回反复搓揉。

方药11：苍耳子30克。

主治：荨麻疹。

用法：水煎后药液洗擦痒处，每日1次，一般3~5次可愈。

方药12：凌霄花3克，（为散）。

主治：荨麻疹。

用法：酒引送服。每日早晚各一次。酒为引，以黄酒为佳，白酒亦可。

方药13：薄荷叶3克，蝉蜕3克。

主治：荨麻疹。

用法：加黄酒和水，煮一沸，一日2~3次分服，可治此症引起的瘙痒感。

方药14：好醋1500克，活蛇一条（无毒蛇）。

主治：荨麻疹。

用法：将醋放锅内烧开后，把活蛇放入锅内盖严。待蛇醋熬到1000克时，将蛇尸捞出，药液装入瓶内封严备用，用时以药液擦洗局部。

方药 15：米醋适量，生姜数块。

主治：荨麻疹。

用法：米醋小火烧热，生姜切片，蘸醋外揩风疹处。风疹块一般能随揩随消。

备注：上方宜于慢性荨麻疹，用药后应避风。

方药 16：苍耳全草 120～150 克，构树叶 20～40 片。

主治：荨麻疹。

用法：上药共加水 2500 毫升，煎取药液温浴，每日 1～2 次，每次 15～20 分钟。

方药 17：南通蛇药片 4～5 片（视皮疹多少而定），白酒或 75% 酒精适量。

主治：荨麻疹。

用法：将药片研末，加白酒或酒精调匀备用。外涂患处，每日数次，连用 1～2 日。

注：本药用治丘疹性荨麻疹。

方药 18：姐妹树 20 克。

主治：荨麻疹。

用法：采其树皮及叶。叶随用随采，皮切碎晒干备用。水煎服，每日 3 次，外用叶煎水洗。

方药 19：升木（春花胡枝子叶）300 克。

主治：荨麻疹。

用法：夏秋季采集其叶，晒干备用。用时煎水外洗，每日 1 次。

方药 20：蝙蝠。

主治：荨麻疹。

用法：将蝙蝠杀死去内脏，烤焙黄为末，分 3 次酒送下。

方药 21：祖杰（鬼针草）200～500 克。

主治：荨麻疹。

用法：以全草入药，水煎，内服或外洗，每日 2 次。

方药 22：洋葱。

主治：荨麻疹。

用法：对切成半，把切口按在患部，慢擦。

方药 23：乌桕树根 90 克。

主治：荨麻疹。

用法：煎水暖洗，每日 1～2 次。

方药 24：石韦 150 克。

主治：荨麻疹。

用法：煎汤熏洗。

方药 25：金银花 30 克，甘草 9 克，皂刺 3 个。

主治：荨麻疹。

用法：水煎服，连服 2～3 剂。

方药 26：蒲公英 25 克。

主治：荨麻疹。

用法：取蒲公英煎水服，每日 3 次。

方药 27：地肤子 1 000 克。

主治：荨麻疹。

用法：将全株地肤子切碎后煎水去渣，待温后洗澡，每日 2 次。

方药 28：丝瓜叶 100 克。

主治：荨麻疹。

用法：将鲜丝瓜叶捣烂，搽患处。

方药 29：地骨皮 60 克。

主治：荨麻疹。

用法：将新鲜地骨皮煎服。

方药 30：槐叶 60 克（加白酒浸泡半月至 1 个月备用）。

主治：荨麻疹。

用法：成人每次 10 毫升，日服 3 次，饭后服（嗜酒者可服至 20 毫升）。小孩每次 1～2 毫升，或单采用外敷法。

注：外用：按患处大小擦抹，每日数次（注意不要使药

酒侵入眼内）。

方药 31：白鲜皮 30 克，滑石 20 克。

主治：荨麻疹。

用法：共为细末，打片，每片 0.5 克。日服 2 次，每次 3～4 片。

方药 32：蝉蜕 3 克，糯米酒 50 克。

主治：荨麻疹。

用法：先将蝉蜕研成细末，后将糯米酒加清水 250 毫升在锅内煮沸，取碗装好水酒，再加蝉蜕粉搅匀温服。每日分 2 次服。

方药 33：三七 1～1.5 克，鸡肉（去骨）100 克。

主治：荨麻疹。

用法：三七切成薄片，用鸡油或猪油炸黄，加入鸡肉拌匀，放入碗中，再加水适量，用文火蒸炖 1 时，加入少量食盐调味，即成药肉汤。将药肉汤 1 次服完。每天或隔天服 1 料，连服 2～5 料。

方药 34：活蟾蜍 3～4 只。

主治：荨麻疹。

用法：上药去内脏洗净后放入砂锅内煮极烂，用纱布过滤去渣，留汤备用。搽洗患处，每日 2～4 次。

方药 35：韭菜 1 把。

主治：荨麻疹。

用法：将韭菜放火上烤热，涂擦患部，每日数次。

方药 36：马齿苋。

主治：荨麻疹。

用法：每次 15～30 克，煎汤内服。

方药 37：白僵蚕 10 克，荆芥穗 10 克，蝉蜕 5 克。

主治：荨麻疹、皮肤瘙痒。

用法：水煎。1 日分 2 次服，直至痊愈。

方药 38：茵陈蒿 40 克，荷叶 20 张。

主治：荨麻疹。

用法：共捣碎过筛为散，每次 9 克，饭后调服。

方药 39：新鲜大蓟 100 克（清水洗净，刮去表皮，抽心，留中层肉质部分）（干品减半）。

主治：荨麻疹。

用法：水煎服。服药期间忌腥臭以及刺激性食物。

方药 40：棕榈果 150 克（鲜品加倍）。

主治：荨麻疹。

用法：上药加水 1 200 毫升，文火浓煎取汁 600 毫升，每日 1 剂，早晚分服。

方药 41：玉米须 8 克，酒适量。

主治：荨麻疹。

用法：往 8 克玉米须中加水适量，煮 20 分钟后捞出玉米须，再加酒 50 克，煮沸食用。

方药 43：百部 300 克，75% 酒精 600 克。

主治：荨麻疹。

用法：将百部碾碎置酒精中，浸泡 7 昼夜，过滤去渣备用。用棉棒或毛刷蘸涂。

方药 44：枫果（别名"九空子""摄果""路路通"）。

主治：荨麻疹。

用法：取枫果 7～10 枚，洗净，水煎，每日 1 剂，分 2 次服，连服 3 次。

方药 45：桃树叶、艾叶各 31 克，食盐 9 克。

主治：荨麻疹。

用法：将上药煎水外洗。

方药 46：茵陈、路路通各 60 克。

主治：荨麻疹。

用法：上药煎水外洗。

方药 47：野鲜蔷根 250 克。

主治：荨麻疹（鬼风疙瘩）。

用法：每日 1 剂（干品 30~60 克），水煎，分 2 次服。7 天为 1 疗程。

备注：本方适用于顽固性荨麻疹。

方药 48：蝉衣 5 克。

主治：荨麻疹（鬼风疙瘩）。

用法：将蝉衣研末，加白糖适量，米酒少许，冲开水服用，每日 1 剂。

方药 49：芋环干（芋头的干茎）30~60 克，猪排骨适量。

主治：顽固性荨麻疹。

用法：芋环干洗净，与猪排骨炖服。每日 1 剂。养血祛风，利湿止痒。

方药 50：鲜牡蒿嫩叶 120 克，油、盐适量。

主治：急性荨麻疹。

用法：上药炒熟当菜吃，早、晚各 1 次，小孩及老弱者可酌减。

备注：本方亦适用于皮肤瘙痒症。

方药 51：全虫 1 克，鸡蛋 1 个。

主治：慢性荨麻疹。

用法：全虫研碎末，在鸡蛋顶部开一小口，将全虫末塞入，封口，放锅内蒸熟，食蛋。每日 2 次。

方药 52：地肤子 30 克，红糖 30 克。

主治：荨麻疹。

用法：将地肤子加水 500 毫升，煎至 250 毫升，过滤，冲红糖，趁热服下，然后盖被使微出汗，每日早晚各服 1 次。

方药 53：酸枣树皮、樟树皮各适量。

主治：荨麻疹。

用法：用上药适量，煎水洗拭，每日 2 次，至好为止。

方药 54：蚕粪。

主治：荨麻疹。

用法：取蚕粪 3 小杯，加水 240 克，同时入砂锅或瓦罐内，放文火上，煎成糜状，收贮备用。每日用时稍加温，涂于患处。

方药 55：香菜适量。

主治：荨麻疹。

用法：将香菜根或全香菜放砂锅中加水煎成汤剂，饮服，1 日 3 次。

方药 56：凤凰衣（鸡卵壳内膜）数个。

主治：荨麻疹。

用法：研极细末，麻油调涂患处，每日 2 次。

方药 57：黑芝麻 30 克，鲜浮萍 60 克，猪肺适量。

主治：荨麻疹。

用法：洗净，将二药与肺同蒸，药与汤同服，1 日 1 次，连吃 4～5 次。

方药 58：麦麸 1 500 克，米醋适量。

主治：荨麻疹。

用法：将麦麸放锅内小火炒热，泼上米醋，再炒。趁热时搓擦全身以微汗出为度。每天 1～2 次。

方药 59：食盐（青稞盐最佳）38 克。

主治：荨麻疹。

用法：将食盐溶解于 100 毫升的开水之中，温度以患者能忍受为度。先将患处洗净之后，用上药液反复擦洗。擦洗次数多者，效果较好。擦后有一层白色结晶附于皮肤表面，不要冲洗，盖上被子，使之出汗，更能提高疗效。如能结合用食盐颗粒或粉末搓擦，则疗效更佳。

方药 60：醋 100 毫升，木瓜 60 克，生姜 9 克。

主治：荨麻疹。

用法：上 3 味药共入砂锅煎煮，醋干时，取出木瓜、生姜，分早晚 2 次食完。每日 1 剂，痊愈为止。

二、湿　　疹

〔病因概述〕

本病是一种由多种内外因素引起的过敏反应性皮肤病。

〔临床特点〕

急性湿疹可见红斑、丘疹、水疱、脓疱等，并在皮肤上呈弥漫性分布。

慢性湿疹由急性湿疹反复发作，长期不愈演变而来。患部皮肤肥厚，表面粗糙，呈暗红色，且有色素沉着，呈苔藓样。男女老幼皆可发病，无明显的季节性，冬季较常发生。

〔中医病名〕

浸淫疮，月蚀疮，奶癣，鼻䘌疮，旋耳疮。

〔效方精萃〕

方药 1：豆薯子 100 克，25% 酒精 500 毫升。

主治：湿疹反复发作。

用法：将豆薯子炒黄，碾碎约 2 毫米大小，放酒精中浸泡48 小时后备用。治疗前先将药加热至微温，湿敷患处，每天 2次，每次 20 分钟，共 3 天，第 4 天以后外涂，每天 3 次。

备注：豆薯子有大毒，不能内服。

方药 2：吴茱萸 30 克（炒），乌贼骨 21 克，硫黄 6 克。

主治：湿疹（月蚀疮）。

用法：上药共研细末，若渗出多者，可将药粉撒在患部；若无渗出者，可以蓖麻油或三黄软膏化开调抹，隔日 1 次，上药后用纱布包扎。

方药 3：胡桃仁适量。

主治：湿疹。

用法：将胡桃仁捣碎，炒至焦黑出油为度，研成糊状，敷于患处，连用可痊愈。

方药 4：车前草。

主治：湿疹（旋耳疮）。

用法：煎服，糖调味；同时可不加糖，煎水洗患处。

方药 5：烂葵扇适量。

主治：湿疹（旋耳疮）。

用法：烧炭存性，研末备用。撒患处，每日 3 次。

方药 6：木藤萝 2~3 克。

主治：湿疹（旋耳疮）。

用法：研为细末，煎汤取汁，分 3 次服，每日 3 次。

方药 7：苦瓜 100 克。

主治：湿疹。

用法：以鲜茎、叶入药，捣烂敷患处。

方药 8：虎耳草 15 克。

主治：湿疹。

用法：将鲜品切碎加水适量煎煮，取药汁洗患处，每日 3 次。

方药 9：千里光（鲜品）50 克。

主治：湿疹。

用法：取上药煎水，去渣，外洗患部。病重者可将上药捣烂煎水去渣，文火浓缩成膏状，外涂患处。

方药 10：大黄、苍术各等份。

主治：湿疹。

用法：将苍术炒至微焦，大黄略炒，各研为末，过 100 目筛，二药和匀即成。取菜油适量调成糊状，用竹片涂敷患处，外贴棉纸，每天 1 换，换时不必刮净末，不可水洗。

方药 11：对叶榕树（根）适量。

主治：湿疹。

用法：切片晒干后，捣成细粉撒于患处，每日2次。

方药12：黄柏适量。

主治：湿疹。

用法：将适量黄柏研末，放在麻油内，用火熬焦。用该药油外涂患处，1天2~3次。

方药13：吴茱萸12克。

主治：湿疹。

用法：将吴茱萸研细末，用凡士林调敷患处。

方药14：松实30克。

主治：湿疹。

用法：将松实加水研磨，用磨液涂搽患处。

方药15：马铃薯不拘多少。

主治：湿疹。

用法：将马铃薯洗净，切细，捣烂如泥，敷于患处，用纱布包扎，每天换药4~6次。如此过两天，患部即明显好转，3天后湿疹即可大致消退。

方药16：番茄、酒精各适量。

主治：湿疹。

用法：将番茄洗净并用酒精消毒，去外皮用纱布压出浆汁，然后用纱布浸满浆汁，敷在患处，每3~4小时更换1次，同时患者食服番茄，每日1斤。

方药17：洁净陈石灰、野菊花全草各适量。

主治：湿疹。

用法：选洁净陈石灰研细末，装入布袋中备用。用野菊花全草250克，切碎，置铝锅中，加水2000毫升，文火煎至800毫升，过滤，趁热蒸洗患处15分钟后，立即用陈石灰粉扑之。1日2次，一般3~5剂可愈，皮肤增厚者2周愈。

方药18：生蒲黄粉适量。

主治：湿疹。

用法：生蒲黄过筛，筛去杂质，研粉，将蒲黄粉直接撒在患处，渗液湿透药粉时，再继续撒药。再用药时，不要将原来已干燥的药粉去掉。

方药19：青黛30克，升华硫黄20克

主治：湿疹。

用法：共研匀，加入麻油或菜油调成糊状，先用淡盐水洗净患处，再敷药，药不要敷得太多，每天早晚每搽一次，连搽几天。如瘙痒厉害，可在此方中加轻粉20克。

方药20：绿豆120克，海带30克，芸香（臭草）15克。

主治：湿疹。

用法：水煎加红糖适量服。

方药21：鲜苍耳草90克，白矾2克。

主治：湿疹。

用法：上药煎浓汁500毫升，每次服10毫升，1日3次。

方药22：鲜土豆或鲜红薯各适量。

主治：湿疹。

用法：去皮榨汁，每日用上述任何一种汁外搽患处。

方药23：密陀僧10克，黄柏6克，冰片3克。

主治：湿疹。

用法：共研细末，花生油调敷患处。

方药24：刺苋1 500克。

主治：湿疹。

用法：上药加水煎煮，取头煎药液待用，取次煎药液加水各半作浴，浴后揩干肌肤，然后用纱布（或毛巾、手帕）蘸头煎药液涂搽患处，药液温度以不烫肌肤为宜。1日3次，3日为1疗程，不愈续用。

方药25：青鱼胆汁、黄柏粉末各等分。

主治：湿疹。

用法：上两药拌和晒干研细，用纱布包裹，敷贴患处。

方药26：苍耳子30克。

主治：湿疹。

用法：上药加水 1000 毫升，煎煮 15 分钟，待温，洗患处。

方药 27：仙鹤草（鲜者 250 克，干者 50～100 克）。

主治：湿疹。

用法：将上药加水适量，用砂锅煎煮，取其煎煮液用毛巾或软布浸药液烫洗患处，每次 20 分钟，每日早晚各 1 次，每剂可用 2～3 天。但每次烫洗必须重新煮沸，烫洗后应保持患处干燥，勿接触碱性水液。

方药 28：氧化锌 2.5 克，淀粉 2.5 克，凡士林 5 克。

主治：湿疹。

用法：先将氧化锌与淀粉研细、过筛。置乳钵中，加入熔化的凡士林研磨均匀即得。用时外涂患处，干则易之。

方药 29：谷糠若干。

主治：湿疹。

用法：用厚纸，以针穿上许多小孔，糊住碗口（密封），上堆谷糠（以新米糠为好）成山样，自顶端用火点着，并随时在上面加糠，待谷糠燃至接近纸面时，将谷糠及灰扫尽，不要燃着纸面，以防谷糠落入油中。撕去糊碗口的纸，倾出其中之谷糠油。用时，外搽患处。

方药 30：海螺蛸 18 克，炮山甲 18 克，梅片 1 克。

主治：湿疹。

用法：上药共研细末，装瓶备用。将药末撒患处。

方药 31：杠板归全草、水杨梅枝叶、三角泡全草适量。

主治：湿疹。

用法：将上药水一半煎液外浴患处，再取上药另一半焙干研末撒患处，每日 2 次。

方药 32：飞辰砂 3 克（研细末），东丹 0.6 克，轻粉 3 克。

主治：湿疹。

用法：三味药混匀，用黄蜡、麻油熬炼成膏，或用局部贴敷法，或用涂抹法实施于患病部位。

方药 33：苦参 60 克，白鲜皮 30 克，冰片 3 克。

主治：湿疹。

用法：上药共研末装瓶。冰片待临用时加研混入。用粉扑蘸药末，匀扑于患部出水糜烂刺痒处。

方药 34：食盐适量。

主治：湿疹。

用法：选上药取全身或病变局部温水浸浴。每日 1～2 次，15 次为 1 疗程。

方药 35：干绿豆（去皮）60 克，藤黄、青黛各 15 克。

主治：湿疹。

用法：共研细末，用香油调敷患处，也可制成膏用。如痒者可加雄黄少许，痛者可加冰片少许。

方药 36：地肤子 6～12 克。

主治：湿疹。

用法：水煎服，亦可外洗。

方药 37：黄丹、煅石膏各 9 克。

主治：湿疹。

用法：共研末。湿疹出水，干搽；无水，则用茶汁调敷。

方药 38：大活蚌一个。

主治：湿疹。

用法：连肉烧炭，研细末，加冰片少许，研匀搽，或用猪油、香油调搽。

方药 39：滑石、甘草、黄柏等份。

主治：湿疹。

用法：研成极细末，患处洗净，将药搽上，每日 1 次。

方药 40：蛇床子 30 克，轻粉 9 克。

主治：湿疹。

用法：共研细末，加香油或谷糠油调涂患处，每日 1～2 次。

方药41：紫草茸30克，香油90克。

主治：湿疹。

用法：用香油将紫草茸浸透，放容器中，加沸水中煮4小时，以棉棒蘸油，涂敷患处。

方药42：蚕豆皮适量。

主治：湿疹。

用法：焙黄，研极细面，香油调敷，每日换药一次，数日可愈。

方药43：马齿苋60克，或鲜品250克。

主治：湿疹。

用法：洗净加水2000克，煎煮20分钟（鲜品10分钟），弃渣。用时用净纱布6~7层蘸药水湿敷患处，1日2~3次，每次20~40分钟。适用于急性渗出性湿疹。

方药44：诃醋液：诃子100克，米醋500毫升。

主治：湿疹。

用法：取诃子打烂，加水1500毫升，文火煎至500毫升，再加米醋煮沸即可。用时取药液浸洗患处，每日3次（均煮沸后用），每次30分钟，1日1剂，一般3~5天显效。适用于急、慢性湿疹。

方药45：蜂蜜适量。

主治：湿疹。

用法：将蜂蜜放入一小杯水中溶化，用它来涂抹患部，1天2~3次。如是衣服隐蔽处，则可在涂抹后施以包扎，约两天止痒，1周后即可痊愈。

方药46：黄柏、寒水石各等量，冰片少许。

主治：湿疹。

用法：共为细末，用凡士林适量调成膏状，涂于患处，包扎。

方药47：五倍子30克，冰片3克。

主治：湿疹。

用法：先将五倍子研细末，过筛，再加冰片共研，过细筛成散剂，另以凡士林按 7∶3 比例配成倍冰软膏外搽患处，如渗液多者可直接扑倍冰散。

注：如用于慢性湿疹更为适宜。

方药 48：雄黄、硫黄各 20 克，白芷 12 克，细辛 5 克，花椒 3 克。

主治：湿疹。

用法：先将后 3 味药用小火烤燥后与其他药共研细末，加菜油调成糊状。先用温水洗净患部，拭干，再敷以药糊，每日 2～4 次。奇痒者加服扑尔敏，高热或皮肤感染者加服中药或抗生素。

方药 49：煅炉甘石、煅石膏、赤石脂各等份，共研为末。

主治：湿疹。

用法：上药外扑患处。

按语：用于渗液较多的湿疹。

方药 50：乌梢蛇 1～2 条（大）。

主治：湿疹。

用法：宰杀后水煮做菜（一般烹饪法），喝汤食肉，连吃 3～4 次。

方药 51：马铃薯。

主治：湿疹。

用法：将马铃薯洗净，切细，捣烂如泥，敷于患处，用纱布包扎，每天换药 4～6 次，如此过两天，患部即有明显好转。

方药 52：番石榴叶适量。

主治：湿疹。

用法：煎浓汁涂洗，一日数次，可愈。

方药 53：红信石 250 克，棉籽油 2.5 升，黄蜡 250～500 克。

主治：湿疹。

用法：先将红信石捣成细粒，与棉籽油同入大铜锅内，置火上熬至红信石呈枯黄色，离火待冷，去渣；再加温，放入黄蜡（冬用250克，夏用500克）熔化，离火调，至冷成膏。薄涂患处。使用时先试涂一小片，观察有无过敏反应，如有即停用。

方药54：蜈蚣3条。

主治：湿疹、顽固性湿疹。

用法：焙干，压末，用猪胆汁调敷患处。

方药55：苦参120克，荆芥、白芷各30克。

主治：湿疹。

用法：研末，炼蜜为丸，如梧桐子大。成人每服4.5克，每日2次，患儿酌减。

方药56：地骨皮。

主治：湿疹。

用法：烧炭存性，研极细末，用香油调成膏，涂患处。

方药57：蛇床子30克，轻粉9克。

主治：湿疹。

用法：共研细末，用香油调擦。

方药58：净水50公斤煮白术5公斤。

主治：湿疹。

用法：上药煎煮6~7小时，过滤浓缩成膏2.5公斤，加蜂蜜2.5公斤备用。每次服6克，日服2次。

方药59：雄黄、香油各9克。

主治：湿疹。

用法：用火纸把雄黄包好，灌以香油，使渗透后，用火燃着火纸，滴下雄黄油。用温热的雄黄油涂抹患处，每天10次左右，连续涂抹约2周。

方药60：鲜白杨树叶适量。

主治：湿疹。

用法：白杨树叶加入等量水煮沸2~3小时，待液体呈黑色并有轻度黏性为止。过滤后，再将滤液重新煮成黏稠性膏样物质为止，冷却后即成纯杨树膏。取上药膏 30 克加凡士林至 100 克，外搽患处。

注：本方对牛皮癣也有效。

方药 61：地榆炭适量，研末，瓶装备用。

主治：湿疹。

用法：用凡士林调搽。

方药 62：大黄粉适量。

主治：湿疹。

用法：撒敷局部或用菜油调敷患处。

方药 63：海螵蛸、炮山甲各 6 克，梅片 0.3 克。

主治：湿疹。

用法：上药研细末，装瓶密封备用。用时将药粉涂撒患处。

方药 64：黄丹、黄柏各 30 克，研细混匀备用。

主治：湿疹。

用法：患处渗出液多者可直接将药末撒于疮面；若渗出少则以香油调敷。

注：治疗期间禁食鱼腥及辛辣之品。

方药 65：黄柏、五倍子各等份。

主治：急性湿疹、水疱、湿烂。

用法：上药共研细末，用香油调敷。

方药 66：蜈蚣 3 条，猪胆汁少许。

主治：顽固性湿疹。

用法：将蜈蚣焙干，研末，用猪胆汁调匀敷患处。

方药 67：雄黄、枯矾、松香各 125 克。

主治：手背慢性湿疹。

用法：研成细末，用麻油调成油膏，外搽皮损上。

方药 68：葱白 500 克，猪肠 200 克，砂糖 75 克。

主治：慢性湿疹。

用法：葱白、猪肠洗净，和砂糖一并放入铁锅内，加青油炒拌 4 分钟左右，再加少许水后，用碗盛起，放在普通容器内蒸熟，汤和食物一同吃下。

方药 69：青黛 6 克，黄柏末 60 克，烟胶 60 克。

主治：慢性湿疹。

用法：以上各药共研细末，加凡士林 500 克调成膏，外搽患处。

方药 70：苍术 5000 克。

主治：慢性湿疹。

用法：将净水 50000 克煮苍术 5000 克，煎煮 6～7 小时成汁。过滤再煎煮浓缩成膏 2500 克，加蜂蜜等量备用。每次 6 克，日服 2 次。

方药 71：芒硝 150～300 克。

主治：急性湿疹。

用法：根据皮损范围大小，每次用芒硝 150～300 克，加适量冷开水溶化后，用消毒纱布或干净毛巾湿敷患处，每日 3～4 次，每次敷 30 分钟或 1 小时，不需配其他内服药及他法。

方药 72：黄柏 240 克，黄芩 144 克，槟榔 96 克。

主治：急性湿疹，

用法：研细末，外用撒扑患处。一般丘疹样或有少量渗出液的皮损，可直接撒扑，或用鲜芦荟蘸药外搽；流水多或脓液多者，可用植物油调敷；暗红干燥脱皮者，可用药粉配成软膏用。

方药 73：苦辣树叶。

主治：皮肤湿疹，疥癣。

用法：将上药浓煎，浸洗患处。

方药 74：马齿苋 60 克（或公英、或胆草、或野菊花）。

主治：急性湿疹有渗出者。

用法：加水 2000～3000 毫升，煮沸 15～20 分钟，待冷后备用。纱布 6～8 层，大小与疮面等大，然后将湿纱布在药液中浸透，取出后拧挤，干湿合宜，平放于疮面，稍加压，使之与疮面均匀密合，过 5～6 分钟后取下，反复操作 30～60 分钟，每日 2～4 次，结束时用棉球轻轻拭去皮损面上残留之药液，将纱布置于药液中煮沸 10 分钟冷却后下次再用。

方药 75：黄连粉 15 克，青黛 10 克，枯矾 10 克，冰片 3.5 克，强的松 150 克。

主治：婴儿湿疹。

用法：将上药共研细末，加冷霜或市售雪花膏搅匀制成 100 克备用。每日 2～3 次，并停用其他药物。

方药 76：地榆末 620 克，煅石膏 620 克，枯矾 30 克。

主治：急性、亚急性湿疹。

用法：上药研和，加入凡士林调成 50%～60% 油膏即可。外搽患处。

方药 77：苦参面 60 克，凡士林 240 克。

主治：亚急性湿疹。

用法：调匀成膏，外敷患处。

方药 78：蛇床子、凡士林各适量。

主治：婴儿湿疹。

用法：蛇床子研为细末，调以凡士林（蛇床子粉末约为 30%，凡士林约为 70%），涂于患处，每日换药 1～2 次。

方药 79：黄连、黄柏各 30 克。

主治：婴幼儿湿疹。

用法：上药加水 200 毫升，文火煎 40 分钟，过滤去渣，入硫黄 5 克搅拌，再加入冷霜 100 克，加温调糊即成。用时涂抹患处，每日 2～3 次。连续使用，以皮损痊愈为度。

备注：本方硫黄有毒，其用量一般以不超过冷霜用量的 5% 为宜。否则，可产生红肿、瘙痒等副作用。

方药 80：猪胆汁、黄柏末各适量。

主治：湿疹。

用法：用猪胆汁拌黄柏末，晒干，再研细，外搽患处。

方药 81：土茯苓 30 克，生槐花 30 克，生甘草 9 克。

主治：亚急性湿疹，慢性湿疹。

用法：水煎服。本方适用于热毒内蕴，湿邪阻滞，经治疗急性期已过，刻下余邪未清者，可煎煮服用，也可泡水代茶饮；可单独使用，也可与他方加减同用。单用多适用于大病已去善后续治或预防复发。除适用于上述病症外，尚可用治复发性疮病（如发际疮、坐板疮）。

方药 82：猪蹄甲 1 双，明矾、香油适量。

主治：耳部湿疹。

用法：将明矾研末，装入猪蹄甲内，令满为度。以草木灰烧存性，待凉，研成细末。用温开水将患处洗净，取香油适量，将药末调成糊状，涂患处，每日 2 次。

方药 83：海蛤粉 20 克，青黛 20 克。

主治：婴儿湿疹。

用法：研匀，加等量凡士林调敷患处，每日数次。

方药 84：鲜柳叶（或泡柳）3 ~ 5 公斤。

主治：脚部湿疹。

用法：将上药装入布袋，用木棒捶击布袋，取其柳叶青汁，贮瓶备用，使用前将其加热至 45℃ ~ 60℃为宜，并放入适量的 75% 酒精。将患处浸泡在热液中熏洗，每晚 1 次，约 1 小时。严重湿疹，白天可在鞋内放一层鲜柳叶，行走时能使柳叶踩碎，其汁自出，使之与脚掌充分接触。

方药 85：食盐（火烧），白矾（煅枯）各等份。

主治：脐孔湿疹。

用法：上药研成匀细粉末成散剂，瓶贮，备用。用药后需拧紧瓶盖，以免受潮结块而影响疗效。用时，先将脐孔周围用无刺激性消毒药水清洗，待稍干后取药末少许（约黄豆大体积），撒于脐孔及周围，用干药棉球或干纱布垫覆盖，并稍加固定，药棉或纱布均不宜受潮。治疗期间禁止沐浴并忌搔抓，隔日换药 1 次。

方药 86：茅膏菜粉 100 克，75% 酒精 100 毫升。

主治：湿疹、神经性皮炎。

用法：将茅膏菜粉浸于酒精中，1 周后滤过备用。外搽患处，每日 1～2 次。

方药 87：鲜观音草适量。

主治：湿疹。

用法：捣烂，外敷患处，每日 1 次。内服取鲜草 60 克（干草 15 克），水煎服，每日 1 剂，2 次分服。

方药 88：番茄适量。

主治：湿疹。

用法：取汁消毒，纱布浸润，外敷患处，每日 2 次。内服新鲜番茄，每日数个。

方药 89：刺猬皮 1 张，麻油适量。

主治：湿疹。

用法：将刺猬皮烧成灰，加麻油调成膏，外搽患处，每日 2 次。

方药 90：蚕豆壳 30 克，冰片 0.6 克。

主治：湿疹。

用法：共研细末，用麻油调如糊状，外涂患处，每日 2 次。

方药 91：鲜苦楝树皮 90 克，95% 酒精 500 毫升。

主治：湿疹。

用法：将苦楝树皮浸泡于酒精中，1～2 天后，外涂患处，每日 3～4 次，连用 4～5 日。

方药 92：连翘、菜油各适量。

主治：湿疹。

用法：连翘研成粉末，加菜油调成糊状，文火烤热，用鸡毛或棉签蘸药涂患处，每日 3 次。

方药 93：田螺壳 15 克，冰片 25 克。

主治：湿疹。

用法：田螺壳煅烧后，加冰片共研细末，撒敷患处，每日 1~2 次。

方药 94：陈葫芦瓢适量，麻油适量。

主治：湿疹。

用法：煅存性，研极细末，用麻油调匀外敷患处，每日 3 次。

方药 95：干燥未成熟的番木瓜。

主治：湿疹。

用法：将采来的番木瓜，研成细粉，撒布患部，每天 2~3 次，至愈为止。

方药 96：干荷叶适量，麻油适量。

主治：湿疹。

用法：干荷叶烧成灰，用麻油调敷患处，一日 2 次。

方药 97：黑豆半碗。

主治：湿疹。

用法：黑豆半碗，放在尺许长的白铁筒内，一头用黄泥封固，另一头用细铁丝绕成团塞住。另用铁丝吊起，架在炭火上干烧，塞铁丝的一头向下方，待干馏黑豆油滴出时，以碗接住，此即黑豆油。以此油涂于患部，治愈率达 90% 以上。

方药 98：蜂蜜 60 克，锌氧粉（西药）3 克。

主治：湿疹。

用法：将上方药调和成膏，清洁患部后涂敷，用胶布固定，一日 2 次。

方药 99：虎杖、苦参各适量，茶油少许。

主治：湿疹。

用法：将前 2 药研末与茶油调匀，涂于患处，每日 2~3 次。涂药前，先用盐水洗净患处。

方药 100：铺地蜈蚣、扫把枝、青蒿和茶籽各适量。

主治：湿疹。（针对极顽固湿疹）。

用法：将上方药加水煎煮，去渣，外洗患处。每日 2~3

次，连续洗 7～10 日。

方药 101：松花粉。

主治：湿疹。

用法：松花粉外用。

方药 102：蓖麻花蕊适量，冰片少许。

主治：急性湿疹。

用法：未开花前采摘，阴干为末，加冰片少许。药粉撒患处，每日 2 次。

方药 103：鸡蛋数个，冰片 2 克，硫黄 0.5 克。

主治：婴儿湿疹。

用法：将鸡蛋煮熟取蛋黄，熬炼蛋黄油，加入冰片、硫黄贮瓶备用。外搽患处，每日 2 次。

方药 104：冰片 10 克，活蟑螂 10～15 只，植物油（菜子油、花生油、芝麻油）15 毫升。

主治：湿疹（尤其是急性湿疹、阴部湿疹）。

用法：将冰片、蟑螂放入有盖瓷杯中盖上，将炼好的油趁热迅速倒入杯中，盖紧封严。等凉后，将盖上所附冰片刮下放杯油中，将蟑螂取出，油瓶盖紧即可。用干净毛笔或棉签蘸油搽患处，每日 2～3 次。

注：用药期间禁用肥皂洗患处，用温水即可。

方药 105：紫草适量。

主治：湿疹（尤其是急性湿疹、阴部湿疹）。

用法：取紫草根为细末，用橄榄油或胡麻油（香油）调成糊状，或将紫草根细末放入油中加热，沸后 5～10 分钟，俟凉待用。用上述任何一种药糊涂患处。

方药 106：槐叶适量。

主治：湿疹（尤其是急性湿疹、阴部湿疹）。

用法：将槐叶捣烂成泥敷于患处。

方药 107：诃子（又名诃黎勒）。

主治：湿疹（尤其是急性湿疹、阴部湿疹）。

用法：将100克诃子肉打烂，加水1000毫升，用文火煎800毫升。取药液浸渍患处，不能浸渍的地方用纱布垫药液中渗透，取出稍加拧挤，使其干湿合适，然后敷于患处皮损面，略加压，使之与皮损面紧贴。干后再加药液，药液温度适量，勿过凉过热。每天浸渍3次，每次约30分钟，每天1剂（在第二、三次浸渍时，需将药液再次煮沸后才可使用）。

方药108：生石灰15克，麻油15克。

主治：婴儿湿疹。

用法：石灰浸水30分钟后取上清液，后入麻油制糊状备用。用时先用浓茶汁洗患处，后涂药糊，每日1次。

方药109：桉树叶、麻柳树叶、艾叶各100克。

主治：湿疹。

用法：上药洗净，加水500毫升，煮沸20分钟，过滤取汁。用消毒纱布蘸洗患部皮肤，每日早晚各洗1次，每剂药可煎用3次。治疗期间，保持患区清洁，忌用冷水洗患部，忌食易动风及油腻食物。

三、阴囊湿疹

〔病因概述〕

这是一种变应性皮肤炎症，其病因与风、湿、热有关。

〔临床特点〕

剧烈瘙痒，皮肤出现红斑、丘疹和小水疱，渗出糜烂，致皮肤肥厚，或硬皱如核桃壳状等，并可反复发作。

〔中医病名〕

肾囊风，绣球风。

〔效方精萃〕

方药 1：干紫苏叶 90 克。

主治：阴囊湿疹。

用法：先以上药 30 克，在铁锅上炒过（以不炒焦为度），研细粉，瓶装备用。再以上药 60 克煎汤一沸，待温后坐盆熏洗阴囊 20 分钟左右，洗后不要擦干，立即用干紫苏粉撒布患处，每日 1 次。一般熏洗后痒即明显减轻，撒干紫苏粉后，分泌物明显减少。

方药 2：炉甘石、制石膏、赤石脂各 100 克。

主治：阴囊湿疹。

用法：上药共研为末，再用麻油或者凡士林调匀后搽于患处。

方药 3：盐包。

主治：阴囊湿疹。

用法：将盐包煮水至快干，以此先熏后洗，两三次后即可断根。

方药 4：番薯嫩叶一握。

主治：阴囊湿疹。

用法：洗净切碎，加适量食盐，一同捣烂，水煎后乘温洗患部，洗后用滑石粉或松花粉撒布。

方药 5：桉树叶、麻柳树叶、艾叶各 100 克。

主治：急性阴囊湿疹。

用法：上药加水 500 毫升，煎沸 20 分钟，弃渣备用。用时以干净纱布蘸洗患部皮肤，每日早、晚各 1 次，每剂药可煎用 3 次，连用 7～15 天可痊愈。

方药 6：土槿皮（或百部）6 克，白酒 30 克。

主治：阴部湿疹。

用法：上药浸入白酒内 48 小时后，以药酒外搽患处，1 日 2 次，至愈为止。适用于阴囊湿疹。

方药7：黄柏、五倍子各等量。

主治：阴部湿疹。

用法：上药共研细末，撒扑患处，1日1～2次，连用至愈。适用于阴囊有糜烂渗出的湿疹。

方药8：煅蛤粉5克，樟丹7克，冰片2克。

主治：阴部湿疹。

用法：上药研成细粉，用液状石蜡调成药膏。用时先将1∶1 000新洁而灭清洗患部后，再将药膏涂于患部，表面覆盖纱布，每天涂药2次。

方药9：紫槿皮30克。

主治：阴囊湿疹。

用法：上药水煎温热坐浴，每日1～2次，每次20～30分钟。

方药10：鲜嫩番薯叶、食盐适量，滑石粉少许。

主治：阴囊湿疹。

用法：嫩叶洗净切碎，加入食盐共捣烂，水煎。趁温洗涤患处，洗后用滑石粉撒布。

方药11：白糖120克。

主治：阴囊湿疹。

用法：锅内放2公斤水，下白糖，煮沸滚翻，倒入盆内。趁热熏患处，候水温适度，再洗患处。每日2次，连用2天可愈。

方药12：滑石100克，冰片30克，枯矾40克。

主治：阴囊湿疹。

用法：将滑石、冰片、枯矾研极细末，混匀，装瓶备用。使用时先将患处用凉开水洗净擦干，再把药均匀地撒在患处，每日2～3次，一般用药1周左右即愈。

方药13：青黛5克，旱烟叶尖10克。

主治：急慢性阴囊湿疹。

用法：研末，混匀，瓶装备用。将阴囊湿疹处用紫苏叶、黄柏、紫草各 10 克煎水趁热熏洗后，用上药撒于患处，每天 2 次。急性湿疹 1~2 次可愈；慢性湿疹 3~5 次亦可见效。

注：用药后局部有短暂灼痛感，几分钟后即消失。

方药 14：芒硝 30 克，食盐 15 克。

主治：阴囊湿疹。

用法：将两味药倾于盆内，以沸水适量溶化为度，待温度降至适中时浸洗，每天 2~3 次。以 15 日为 1 疗程，一般 2~3 疗程可愈。

方药 15：苦参片 50 克，鱼腥草 30 克，枯矾 3 克。

主治：阴囊湿疹。

用法：将上方放入烧开的 1500 毫升沸水煎煮 3~5 分钟，待其稍凉后，用纱布蘸药液温洗阴囊患处（注意切不要烫伤皮肤）。每日早晚各洗 1 次，一般治疗 7 天即可痊愈。

方药 16：马尾松叶一把。

主治：阴囊湿疹。

用法：煎水熏洗。一般洗 2~3 次即可见效。

方药 17：蜂蜜。

主治：绣球风。

用法：药棉蘸蜂蜜，均匀地涂在阴囊表皮上，使患部湿润即可，每隔 2 小时，用温热水将阴囊上蜂蜜洗净抹干，再涂上蜂蜜，如此持续几天，可收根治之效。

方药 18：牙膏。

主治：绣球风。

用法：敷于患处，揉搓一遍，连续数天即好。

方药 19：野菊花 60~100 克。

主治：阴囊湿疹。

用法：将药加水 300 毫升煎至 200 毫升，温洗，一日 3 次。

方药 20：青竹竿 12 厘米，灯心草适量，冰片少许。

主治：阴囊湿疹。

用法：取青竹竿，如大拇指粗，内装灯心草，烧焦存性研面，加冰片少许备用。用温开水洗净患处，将药粉撒患处，每日2次。

方药21：南瓜蒂1个，麻油适量。

主治：阴囊湿疹。

用法：将南瓜蒂烧灰存性，研末，麻油调匀，外敷患处。每日2次。

四、接触性皮炎

〔病因概述〕

本病是因皮肤或黏膜接触某些刺激性致病物质而引起的一种皮肤病。如接触漆而发病称为"漆疮"，接触膏药而发病者又称"膏药风"。发病多在皮肤暴露部位。

〔临床特点〕

患者有接触病史。在接触刺激物的皮肤部位，局部呈红斑、丘疹，并有肿胀、水疱，甚则糜烂。病变部位常有剧痒或烧灼胀痛感。若皮疹广泛出现，可伴有发热、畏寒、头痛等全身症状。

〔中医病名〕

一般按所接触的刺激物而命病名：如漆疮、马桶疮、粉花疮、狐尿刺、狐狸刺等。

〔效方精萃〕

方药1：鲜橄榄叶适量。

主治：接触性皮炎。

用法：上药加水煮半小时，冷后涂患处。或用橄榄油治疗。

方药 2：鸡油适量。

主治：漆疮。

用法：取适量生鸡油涂搽患处，以均匀涂搽为宜，每日 1 次。

方药 3：瓦什（鸡肉）200 克。

主治：漆疮。

用法：将鲜鸡肉煮烂，取汤面上的泡沫搽患处。每日 1 次，2~3 次即愈。

方药 4：黄柏末适量。

主治：漆疮。

用法：上药调香油抹患处，每日两次。

方药 5：鲜毛老虎全草适量。

主治：漆疮。

用法：将药洗净，水煎外洗，每日 2 次。若漆疮糜烂流水者，加入三桠苦叶、金银花藤各适量。

方药 6：甘草 100 克。

主治：接触性皮炎。

用法：煎水成 500 克，用 4~6 层消毒纱布，用上药水浸润后，贴患处，每天 3~4 次，每次 1~2 小时。

方药 7：楤木（又名老虎刺、鸟不宿）。将楤木茎切碎，取 250~500 克，加水 3000~4000 毫升，煮沸半小时去渣，趁热倒入脸盆备用。

主治：漆疮。

用法：先熏患处，待水温和后再洗患处，每天 1~2 次。

方药 8：川椒 40 克。

主治：漆疮。

用法：川椒研成粗末，加水 200 毫升，充分浸泡以后，煮沸取滤液，稍凉后蘸洗、浸患处。每日早、晚各 1 次，每次半小时。治疗期间禁用肥皂、热水洗浴，忌食鱼腥、油腻及辛辣刺激性食物。

方药 9：杉木屑适量。

主治：漆疮。

用法：煎汤外洗。

方药 10：毛算盘枝叶 250 克。

主治：漆疮。

用法：煎水外洗。

方药 11：干荷叶适量。

主治：漆疮。

用法：煎汤外洗。

方药 12：贯众适量。

主治：漆疮。

用法：焙枯研成细末，调香油敷患处。

方药 13：青黛 15 克，飞甘石、滑石各 30 克。

主治：漆疮。

用法：共研极细末，撒患处。

方药 14：蓖麻子叶一把，食盐 6 克。

主治：漆疮。

用法：上药用开水冲泡，洗患处。

方药 15：生橄榄。

主治：漆疮。

用法：捣汁涂患处，涂前可先用生橄榄叶煎汤洗。

方药 16：鲜无根藤 90～120 克。

主治：漆过敏。

用法：将上药切断成节，水煎 20 分钟，趁热熏蒸患处 1～3 分钟，待水温，用纱布蘸药液轻轻反复擦洗患处，每日 2～3 次。

方药 17：梧桐子适量。

主治：漆疮。

用法：煎汤洗患处，每日 2～3 次。

方药 18：苦参 30 克，冬青叶 50 克，白矾 10 克。

主治：漆疮。

用法：煎水洗浴，每日 2 次。

备注：以上方药同样可用于其他原因引起的过敏性皮炎。过敏性皮炎，一般忌食鱼虾、辛辣、酒、韭葱等发物。

方药 19：鲜嫩侧柏叶适量。

主治：漆疮久不愈。

用法：鲜侧柏叶捣烂，绞汁，外搽。

方药 20：文蛤 30 克，蜈蚣 9 克。

主治：接触性皮炎反复发作。

用法：上药共研细末，加黄蜡 90 克，用文火熬成丝状，再隔水蒸成膏，外涂患部。

方药 21：鲜桂花树叶 500～1000 克。

主治：漆疮。

用法：上药加水 2000 毫升，煎至黑色为宜，用小纱布蘸水，趁热烫洗患处（不要烫伤皮肤）。药水可以加热复用，每天 1 剂，每日 3～4 次，3 剂可愈。

方药 22：生地榆、紫草各 10 克，冰片 1 克。

主治：接触性皮炎久不愈。

用法：上药共入植物油中炸黄，去渣，冷却后涂患处。

方药 23：鲜蒲公英 120 克，雄黄 6 克，冰片少许。

主治：接触性皮炎。

用法：将蒲公英捣为泥状，雄黄及冰片研极细末，与蒲公英混合均匀即成。将其摊于不吸水的纸上，外敷患处。

方药 24：野菊花、桑叶、生甘草各 30 克。

主治：接触性皮炎。

用法：上药煎汤，待稍冷后湿敷。

方药 25：鲜凤仙花、鲜紫苏各等量。

主治：接触性皮炎反复发作。

用法：将上药洗净，连根叶捣烂，入盆内滚水冲，先熏后洗之。

方药 26：季德胜蛇药片。

主治：接触性皮炎经久不愈。

用法：上药研细末，冷开水调为糊状，外涂患处。

方药 27：螃蟹。

主治：接触性皮炎。

用法：将其洗净捣烂，以纱布包绞汁，用棉花蘸汁外搽。

方药 28：生绿豆。

主治：接触性皮炎。

用法：将其洗净，入开水中浸泡 12 小时，取出捣烂成糊状，外敷之，干则易之。

方药 29：生绿豆 60 克，生薏仁米 30 克。

主治：接触性皮炎。

用法：上药洗净加水适量，煨烂，加白糖适量，连汤 1 次服之。

方药 30：菊三七新鲜叶子 1 片。

主治：刺毛虫皮炎。

用法：捏烂后，在刺毛虫刺过的皮肤处，先顺搽，后旋转，再逆搽，亦可外敷治疗。

方药 31：青黛 20 克，冰片 10 克。

主治：刺毛虫皮炎。

用法：共研细末，醋调糊状，外涂患处。

方药 32：扁豆叶 60 克。

主治：刺毛虫皮炎。

用法：调拌白矾水，外敷患处。

方药 33：鱼腥草 60 克，木芙蓉叶 30 克。

主治：刺毛虫皮炎

用法：上药捣烂如泥，外敷患处。

方药 34：雄黄、枯矾各等份。

主治：隐翅虫皮炎。

用法：共研细末，茶水调搽患处。

方药 35：山慈菇（连根）、苍耳草等份。

主治：隐翅虫皮炎。

用法：将上药捣烂，以好酒 1 杯，滤汁温服。

方药 36：鲜半枝莲 60 克。

主治：隐翅虫皮炎。

用法：上药洗净捣烂榨汁，温开水冲服。

方药 37：生山楂 40 克，生大黄 30 克。

主治：漆性皮炎。

用法：每日 1 剂，水煎湿敷或外洗，每日洗 2～3 次，每次约 15 分钟。

方药 38：柿子漆适量。

主治：接触性皮炎。

用法：青柿子砸烂，每 0.5 公斤加水 1.5 公斤，晒 7 天后去渣，再晒几天即成，用时涂患处，每日 2 次。

方药 39：食盐 0.5 克，冷开水 500 克。

主治：接触性皮炎。

用法：上二药调和，用消毒纱布，湿敷患处，每日 3～4 次，每次 1～2 小时。

方药 40：蚯蚓 7 条，白糖 50 克。

主治：接触性皮炎。

用法：将蚯蚓洗净，放入糖内化水，再用鸡毛消毒后，蘸上药水搽患处，每日 1～2 次。

方药 41：鲜石韦 250 克。

主治：接触性皮炎。

用法：洗净，加水 1.5 公斤，煎成 1 公斤，趁热洗患处，每天 2 次。

方药 42：苍耳子苗 9 克。

主治：漆疮。

用法：煎汤洗，不可内服。

五、药物性皮炎

〔病因概述〕

本病是指内服、注射或吸入某种药物引起的皮肤、黏膜的反应。如止痛退热类、磺胺类、巴比妥类及抗生素类等药可导致本病。

〔临床特点〕

临床症见红斑、丘疹、水疱、大疱、瘀斑、风团，有的药疹还对称分布。严重者可见剥脱性皮炎并伴有发热、头痛、恶心等全身症状。

〔中医病名〕

药毒。

〔效方精萃〕

方药 1：蒲公英 90 克，银花 60 克，甘草 30 克。

主治：药物性皮炎。

用法：上药加水 2000 毫升，煎至 1200 毫升去渣备用。成人每 3～4 小时服 1 次，每次服 200 毫升，初期可每 2 小时服 1 次，至 24 小时后浮肿等症状减轻再改为每 4 小时 1 次。皮肤瘀斑肿痛者，可加赤芍、紫草；体温升高者，可加栀子、黄柏。

方药 2：射干 250 克。

主治：药物性皮炎。

用法：外洗患部，1～2 次即愈。

方药 3：取鲜丝瓜叶洗净、研细。

主治：药物性皮炎。

用法：将上药细末在患处摩擦直至局部发红，甚至见隐血为止。每 7 天 1 次，2 次为 1 疗程，一般 1~2 疗程可愈。

方药 4：鲜石韦叶 250 克。

主治：药物性皮炎。

用法：上药洗净后加水 1500 毫升，煎至 1000 毫升。用此药液热洗患处，每次约 15 分钟，每日洗 3 次，一般连用 2~3 天即可痊愈。

方药 5：生甘草 50 克。

主治：剥脱性皮炎。

用法：上药加水煎成药液，然后以毛巾或纱布蘸取药液湿敷患处，每日 1 次，10 日为 1 疗程。

方药 6：金银花 10 克，生甘草 10 克。

主治：剥脱性皮炎之口腔糜烂者。

用法：上药加水煎煮后冷却，含漱口腔。

方药 7：麦糠或谷糠 1~2 公斤。

主治：剥脱性皮炎。

用法：将糠盛于布袋内，加水 5~10 公斤，煮约半小时，再加水适量，调整水温至 30℃~45℃，作全身沐浴，一般 20~60 分钟。

方药 8：新鲜鸡蛋 30 枚，好高粱醋 10 斤（以没过鸡蛋为度）。

主治：药物性皮炎。

用法：用小口大腹瓦罐 1 个盛鸡蛋，浸醋后密封罐口，埋在阴坡墙下 1 米深处（防腐）。经 5~14 天蛋皮变软时取出，贮冰箱中备用。用时将浸泡好的鸡蛋取出，酒精消毒蛋皮后打开，将蛋白和蛋黄倒入灭菌的广口瓶中拌匀。以棉签蘸蛋液直接涂患部，俟干后再涂 1 次即可。每日 1~2 次。

注：局部有糜烂破伤者宜轻涂，如发生刺激现象时亦不必停药，只要轻涂或减少涂药次数即可。

六、稻 田 皮 炎

〔病因概述〕

本病是因农民在水里劳动时而引起的一种皮肤病。多因在水里长期泡渍、稻草刺激，家畜、家禽血吸虫尾蚴侵入皮肤等而引发。一般发病部位在手部和接触水里的皮肤部位。

〔临床特点〕

患部皮肤发热、瘙痒、疼痛、夜间瘙痒更甚。

本病呈现针头到绿豆大的红斑点，搔抓后出现红斑、丘疹，继而出现水疱，甚至糜烂、渗液。

有的伴有低烧，全身不适及其他炎症。

〔中医病名〕

秧癫子、臭水疙瘩、水苔疙瘩、痒水病、鸭母涎、鸭怪。

〔效方精萃〕

方药1：旱莲草适量。

主治：水田皮炎。

用法：搓烂外搽手脚，搽至皮肤稍发黑色，等略干后即可下水劳动。每天上工前后各搽一次，即可预防手脚糜烂。已经糜烂的也可用此药，2~3天可治愈。

方药2：土花椒6克（或茶叶、甘草）。

主治：稻田皮炎。

用法：加食盐少许，煎水洗。

方药3：风化石灰1000克，清水4碗。

主治：稻田皮炎。

用法：将石灰（陈者佳）与水搅浑，待澄清后，吹去水面浮衣，取中间清水，每 1 份水加麻油 1 份，搅百遍，即以鸡翅搽洗伤处，各型均宜。

方药 4：石上绿泥苔适量，麻油 120 克，冰片 15 克。

主治：稻田皮炎。

用法：绿苔焙枯与冰片共研细末，麻油调之，外敷患处，每日 2 次。

方药 5：苦楝树皮适量，刺苋菜适量。

主治：稻田性皮炎。

用法：上药共泡开水温浴患处，每日 3～4 次。

方药 6：牛蒡子叶。

主治：稻田皮炎。

用法：牛蒡子叶煎汤洗患处。

方药 7：密陀僧 60 克，食醋适量。

主治：稻田性皮炎。

用法：将密陀僧研为细末，以食醋调成糊状。将患部洗净后用上药外涂。

方药 8：五倍子 30 克，射干 30 克，蛇床子 30 克。

主治：稻田性皮炎。

用法：上药共煎成药液，先将患处污泥用清水洗净，然后放入药液中浸泡，药液温度宜凉不宜热，浸泡完后，外涂 3～5％的龙胆紫液。此法主要适用于稻田皮炎有糜烂面或渗液者。

方药 9：紫金牛 50 克，蒲公英 50 克，野菊花 50 克。

主治：稻田性皮炎。

用法：上药共煎，去渣取药液浴患处，每日 3～4 次。

方药 10：茶叶 60 克，明矾 60 克。

主治：稻田皮炎。

用法：上两味药泡水洗患处。

方药 11：黄丹 30 克，冰片 1.5 克。

主治：稻田皮炎。

用法：上方二味共为细末，用油调搽患处。

方药 12：白屈菜 500 克，白鲜皮根 500 克，淀粉 100 克，冰片 2 克。

主治：稻田皮炎。

用法：将白屈菜、白鲜皮分别研碎成粗末，用 pH 值为 4 的醋酸水与 70% 乙醇渗漉，制成 1∶1 的流浸膏，加入淀粉，加热搅拌使成糊状。然后，将冰片溶于少量乙醇中，加入搅匀即得。用时，取适量糊剂涂敷于患处皮肤或黏膜上，隔一定时间更换。

方药 13：鲜马齿苋 100 克，鲜薄荷 50 克。

主治：水田皮炎。

用法：同捣烂，外敷患处。

方药 14：银花 30 克，甘草 15 克。

主治：稻田皮炎。

用法：煎水洗，日 1 次。

方药 15：鲜泽珍珠菜、醋适量。

主治：稻田皮炎。

用法：将鲜泽珍珠菜水煎，加醋外洗。

方药 16：明矾 13 克，食盐 38 克。

主治：稻田皮炎。

用法：上药加入热水 100 毫升中，待溶解后放凉备用。于上工前及下工后涂擦手足部位。

方药 17：韭菜、马齿苋、野薄荷。

主治：稻田皮炎。

用法：捣泥外擦。

方药 18：大蒜 60 克，雄黄 20 克。

主治：稻田皮炎。

用法：大蒜捣成糊状，雄黄 20 克，加温开水 1000 毫升稀释后，搅匀外搽。

方药 19：尿素 150 克（或用硫酸氢铵亦可，但用量要加倍）。

主治：稻田皮炎。

用法：取尿素 150 克，加冷开水 500 毫升，每天下水及睡觉前泡洗患处 5 分钟。1 次配药当日使用，次日再用应另配，否则疗效欠佳。

方药 20：射干 500 克。

主治：稻田皮炎。

用法：上药加水 3000 毫升，煮沸 1 小时，加食盐 100 克，待药液降温至 30℃时，搽患处，每日 3～4 次，连续数天即愈。

方药 21：鲜旱莲草 100 克。

主治：稻田皮炎。

用法：取药捣取汁，外涂患处，每日 2 次。

方药 22：冰片、松节油。

主治：稻田性皮炎。

用法：冰片少许加松节油适量，置火上略加温，待冰片溶解冷却后，外涂患处，每日 3 次。

方药 23：九里光、凉棚草（醉鱼草）、茶叶各适量。

主治：稻田性皮炎。

用法：将上 3 药煎成浓汁，外洗搽患处，每日 2 次。

方药 24：鲜墨旱莲 8 公斤（干品 3 公斤），明矾 75 克，凡士林适量，苯甲酸钠 5 克。

主治：稻田皮炎。

用法：先将鲜墨旱莲捣烂挤汁（干品煎汁浓缩），浓缩至 500 毫升，加明矾溶解后，再加凡士林至 1500 克，调入少许冰片，另加苯甲酸钠 5 克防腐，调匀后贮存备用。在下田前将药膏涂于四肢接触泥水的皮肤，收工后洗净泥土再涂 1 次。局部洗净，伤口处理干净，将药膏涂患处，每日 2～4 次，无破溃化脓者，不需敷料包扎。

方药 25：鲜蜈蚣杨柳叶（龙爪柳）500 克。

主治：稻田皮炎。

用法：加水 1～1.5 公斤，煎煮半小时，并加食醋少许过滤取液，外涂患处，每日 2 次。

第五章 结缔组织皮肤病

一、红斑狼疮

〔病因概述〕

本病多见于青壮年女性，因情志内伤、外邪入犯、肝肾阴虚，以及病后失调等因素所致。

〔临床特点〕

本病可分局限性（盘状红斑狼疮）和系统性两种。

（1）局限性红斑狼疮：好发于面部和耳部，偶见于头皮和手足背部，初起为一片或数片鲜红色斑，黄豆大，上覆黏着性鳞屑。颜色呈淡红或灰白色，有的萎缩、糜烂、阵发瘙痒或刺痛，两侧面颊和鼻梁间的损害可连成蝶形。

（2）系统性红斑狼疮：皮肤和全身系统受损，面部及其他部位出现红斑、多发性小红斑或弥漫性充血潮红，角化及鳞屑甚少，并伴有发热、乏力、关节痛疼等。重者可犯神经、消化等系统而导致浮肿、心力衰竭、肝脾肿大等不良后果。

〔中医病名〕

鬼脸疮、日晒疮、阴阳毒、马缨丹。

〔效方精萃〕

方药 1：生大黄 12 克，熟附子 10 克，牡蛎 30 克。

主治：系统性红斑狼疮。

用法：上药加水 500~800 毫升，文火煎至 200 毫升，每日晚上用灌肠注射器将药汁 1 次推入直肠内，保留 30~60 分钟后再排除。

方药 2：白矾 0.5 克，枯矾 0.5 克，五倍子 2 克。

主治：系统性红斑狼疮。

用法：将上药共为细末，过细筛后，在糜烂或溃疡处直接以药粉扑之，一般用药 1~2 周后即有好转。

方药 3：尿浸石膏 90%，制炉甘石 10%，甘草粉少许。

主治：系统性红斑狼疮。

用法：外用石膏（或用熟石膏）必须先以尿浸半年，洗净，再进行漂净。然后煅熟研粉，再加入制炉甘石粉、甘草粉和匀，以麻油少许调成药膏，再加上凡士林适量搅拌和匀（药粉约 3/10、油类约 7/10），将膏少许均匀涂纱布上敷贴患处。

方药 4：芙蓉叶 60 克，梅片少许，凡士林 500 克。

主治：颜面播散性粟粒性狼疮。

用法：上药研末调成软膏状，贴于患部。

方药 5：壁虎 10 条。

主治：寻常狼疮。

用法：裹入泥中，火煅存性，去泥研末，每服 0.3~0.5 克，陈酒或温开水送下。

方药 6：山豆根、五味子各 30 克。

主治：寻常狼疮。

用法：研极细末，用植物油调成糊状，外敷患处。

方药 7：枯矾 6 克，雄黄 10 克，凡士林 84 克。

主治：寻常狼疮。

用法：共研极细末，调膏，外敷。

方药 8：晒干蒟蒻 100 克。

主治：颜面播散性粟粒性狼疮。

用法：用刀切碎，置铁锅内，用微火煅至表面成灰状，然后研为细末，用桐油或蓖麻油调敷患处。

二、硬 皮 病

〔病因概述〕

本病是一种以皮肤肿胀、硬化、小血管痉挛狭窄为特征的结缔组织疾病。系因卫气营血不足，复感风邪，血凝不行，郁于肌肤，经络失疏，气血凝塞等原因而致病。

〔临床特点〕

可分局限性和系统性二型。

（1）局限性：局部发病，起病缓慢，初起为水肿性斑块，淡红色，而后逐渐变硬而发生萎缩。

（2）系统性：皮损多侵犯全身，常与深部组织固着，而出现内脏器官的功能损害和障碍。

〔中医病名〕

皮痹，血痹，血痹阻。

〔效方精萃〕

方药1：硫黄或碳酸氢钠各适量。

主治：硬皮病。

用法：选上药取全身或病变局部热水浸浴。每日1次，15次为1疗程。

方药2：川楝子60克，花椒30克。

主治：硬皮病。

用法：上药食盐炒后布包，趁热熨患处，每日2～3次，10日为1疗程。

方药 3：上等黄蜡片适量。

主治：硬皮病。

用法：先将面粉调和成面团，以湿面团沿着患病部位围成一圈，高出皮肤 3 厘米左右，圈外围布数层，防止烘肤烧发，圈内放上等黄蜡片约 1 厘米厚，随后以铜勺（或铁勺）盛灰火在蜡上烘烤，使黄蜡熔化，皮肤有热痛感即可。灸完洒冷水少许于蜡上，冷却后揭去围布、面团及黄蜡。

方药 4：当归、川芎、红花、葛根各等份。

主治：硬皮病。

用法：将上药制成片剂，每片含生药 1 克，每服 4～8 片，日 3 次。

方药 5：棉花籽或蚕沙 500 克。

主治：头面局限性硬皮病。

用法：将上药炒热，加入适量白酒，装入布袋，趁热熨患处。

方药 6：菖蒲 120 克，小茴香 60 克，食盐 500 克。

主治：头面局限性硬皮病。

用法：上药同炒热，布包外熨患处。

方药 7：透骨草 30 克，桂枝 15 克，红花 10 克。

主治：头面局限性硬皮病。

用法：水煎熏洗患处。

方药 8：黄药子 250 克。

主治：头面局限性硬皮病。

用法：上药水煎熏洗患处。

第六章　神经机能障碍与物理性皮肤病

一、神经性皮炎

〔病因概述〕

本病是一种慢性皮肤神经功能障碍性皮肤病，其发病因素多为精神紧张、兴奋、忧郁，以及神经衰弱等，致使气血失调、阴血耗伤、血虚燥热；或脾胃湿热，复感风邪，蕴于肌肤而发病。

〔临床特点〕

本病好发于颈部、肘、大腿内侧，前臂以及会阴部。

起病缓慢，瘙痒剧烈，因经常搔抓，致使局部出现丘疹，呈类圆型，密集成片，皮肤逐渐增厚，形成局限性肥厚斑块，呈苔癣样。

〔中医病名〕

与中医的"牛皮癣""摄领疮"类似。

〔效方精萃〕

方药 1：上肉桂 200 克，米醋适量。

主治：神经性皮炎。

用法：将肉桂研细末，装入瓶内密封备用。用时根据病损大小，取肉桂末适量，用好米醋调成糊状，涂敷病损处，2 小时后糊干即除掉。若未愈，隔 1 周后如法再涂敷 1 次。

方药 2：新鲜露蜂房 1 个（约 12 克左右），明矾 30 克，樟脑 15 克，米酒 250 克。

主治：神经性皮炎。

用法：将蜂巢火烤存性，加入明矾共研成粉。另将樟脑放米酒中浸泡 1 周，再将以上全部药物混合，煮成糊状，即成膏，用时将患处洗干净，刮去皮屑，涂膏，每日换药 1 次，以愈为度。

方药 3：苦参 200 克，陈醋 500 毫升。

主治：神经性皮炎。

用法：将苦参置陈醋内浸泡备用，外搽患处，每日早晚各搽 1 次。

方药 4：硫黄粉 50 克，止痒药膏 450 克。

主治：神经性皮炎。

用法：上药调匀备用，外敷患处。

备注：新鲜肉芽面勿用。

方药 5：斑蝥 3 克。

主治：神经性皮炎（顽癣）。

用法：将斑蝥放入 3% 的碘酒 100 毫升内浸泡 4 ~ 10 天，去渣即成斑蝥碘酒。患部用 1：5000 高锰酸钾溶液洗净，每日 3 ~ 4 次涂抹斑蝥碘酒，直至痊愈。

备注：斑蝥有毒，切忌污染食物。涂抹时尽量不要扩大至健康皮肤。

方药 6：蝮蛇 1 条，香油 500 毫升。

主治：神经性皮炎经年不愈。

用法：将活蝮蛇放到装有香油的瓶内浸泡，封口埋在阴凉处 60 厘米深的地下，3 个月后取出应用。外搽患处，每日 2 次。严禁内服。

备注：本方对颈淋巴结核（已溃者）、臁疮、黄水疮、疥疮、湿疹等也有疗效。

方药 7：川槿皮、海桐皮、斑蝥各 3 克，轻粉 1.5 克。

主治：神经性皮炎。

用法：共研末，开水调匀，外搽患处，每日 3 次。

注：此药有毒，不可入口。

方药 8：生半夏、斑蝥、白狼毒各等份。

主治：神经性皮炎。

用法：上药共研成极细末，适量米醋调成糊状涂搽患处，敷药后局部有刺激感，逐渐起水泡，24 小时左右水泡消失，继而结痂，痂掉后皮损痊愈。

方药 9：斑蝥 2 克，65°白酒 100 毫升。

主治：神经性皮炎。

用法：浸泡 7 天，取上清液备用。轻涂患处，每日 1～2 次。

方药 10：木鳖子 30 克（去外壳），陈醋 250 毫升。

主治：神经性皮炎。

用法：先把木鳖子研成细末，放陈醋内浸泡 7 天，每天摇动 1 次。用棉签或毛刷浸蘸药液涂擦皮肤，每日 2 次，7 天为 1 疗程。一般 1～2 个疗程即愈。

方药 11：大蒜头 3 个，雄黄少许，米醋适量。

主治：神经性皮炎反复发作。

用法：大蒜去衣，捣烂，用纱布包好，浸入米醋片刻，加入雄黄少许，取纱布包搽患处，每天早晚 2 次，连搽 1 个星期。

方药 12：醋 500 克。

主治：神经性皮炎（顽癣）。

用法：将醋倒入铁锅内煮沸浓缩至 50 克，装瓶备用。将患部用温开水洗净，然后用消毒棉球蘸浓缩醋，直搽患部。每日早晚备 1 次。

备注：保持患部清洁，切忌用生冷水洗病变部位；外搽前，先抓后洗，疏松汗腺，使药力直达病所。

方药 13：干桑枝。

主治：神经性皮炎等疾病。

用法：将上药劈成细长条状，扎成小把，患处先用皮肤针叩打，再拔火罐，然后将燃着的桑小把吹灭，使其冒浓烟，对准患处熏之，其距离以热度适中为准。每次熏 15～30 分钟，每天或隔天 1 次，10 次为 1 疗程，间隔 1～2 天再进行第 2 疗程。

方药 14：大水蛭 30 克，硫黄 30 克，冰片 3 克。

主治：神经性皮炎。

用法：将水蛭放开水中烫死晒干，焙存性，再加入硫黄、冰片，共研细末，加菜油拌成糊状，外敷患处，覆盖不吸水纸。一般治疗 1～3 次可愈。

方药 15：茅膏菜。

主治：神经性皮炎（顽癣）。

用法：茅膏菜鲜全草适量捣烂外搽患处，搽至皮肤有灼热感、轻度疼痛为止。每日外搽 1 次，7 天为 1 疗程。

备注：无鲜茅膏菜时，可用干全草（包括块根）加黄酒捣烂外擦患处。外搽后要求保留 24 小时后方可洗去药汁。

方药 16：生韭菜 30 克，大蒜 30 克。

主治：神经性皮炎。

用法：上两味药捣成泥状，烘热，用力擦患处，每日 2～3 次，连续 7 天。

方药 17：酒精半斤，红皮鸡蛋一个。

主治：神经性皮炎反复发作。

用法：鸡蛋放入酒精（可盛在罐头瓶内）内浸泡一周后，捣碎成糊状，涂患处，每日 2～3 次。本方有止痒消炎、滋养皮肤作用，疗效很好。

方药 18：龙葵楮桃叶 250 克。

主治：神经性皮炎。

用法：煮水药浴。

方药 19：天南星适量。

主治：神经性皮炎。

用法：将上药研细末，加入煤油，调成糊状搽患处，每日 2～3 次。

方药 20：生南星 12 克，生半夏 12 克，斑蝥 3 克。

主治：神经性皮炎。

用法：上药浸于 75% 酒精 100 毫升中，7 天后取少许外涂。

方药 21：老黄瓜 1 条，冰片少许。

主治：神经性皮炎。

用法：将黄瓜捣烂挤汁，加入冰片混匀后外搽患处，每日 5～6 次，直至痊愈。

方药 22：艾叶适量。

主治：神经性皮炎。

用法：取上药粉碎后，熬煎成膏，外敷患处，每日数次。

方药 23：吸蔓叶子。

主治：神经性皮炎。

用法：将上药切成碎片，放入袋中，紧扎袋口，放入洗澡水中用来洗澡。

方药 24：硫黄 30 克。

主治：神经性皮炎。

用法：用好醋 60 克煮硫黄，以醋干为度，研末，用菜油调搽。

方药 25：苕叶细辛适量。

主治：神经性皮炎经久不愈者。

用法：取鲜全草洗净，捣洗成糊状，涂敷患处，每天 2 次。

方药 26：海桐皮、蛇床子各 15 克。

主治：神经性皮炎。

用法：共研细末，猪油调和，外涂患处。

方药 27：苦参。

主治：神经性皮炎。

用法：鲜根，捣汁涂敷；干根，煎汁洗。

方药 28：臭梧桐树的浆。

主治：神经性皮炎。

用法：涂癣部，每日涂 3 ~ 5 次。

方药 29：珠兰花叶。

主治：神经性皮炎。

用法：捣汁，时时搽。

方药 30：白及 30 克。

主治：神经性皮炎。

用法：为细末，用醋调搽患处。

方药 31：鸦胆子适量。

主治：神经性皮炎反复发作。

用法：去硬壳，取肉研烂，调酒搽。又方用鸦胆子熬油，调黄柏末搽。

方药 32：杏仁 15 克。

主治：神经性皮炎。

用法：先用热水把患处洗净，将杏仁捣碎，与醋 250 克混合，然后加热，趁热用棉花洗搽患处。每日 1 次，连用 2 ~ 3 天，隔 1 ~ 2 天再用 2 ~ 3 天。用药期间及用药后半月，不可饮酒。

方药 33：硼砂 90 克，自然铜 30 克。

主治：神经性皮炎及角化过度类皮损。

用法：上药混研极细末，纱布裹之，每日搽患处数次。

方药 34：鲜生地 100 克。

主治：神经性皮炎多日不愈。

用法：洗净，切成截面直接搽涂患处，至出现热感为妥，每日 3 次。

方药 35：樟脑、冰片各等份。

主治：神经性皮炎。

用法：上药研成细粉，配适量 75% 酒精溶解，然后用棉球蘸药在病损处反复涂搽，少停片刻再涂药一次，待干燥后用伤湿止痛膏贴于患处，隔 3~4 日按上法换药 1 次。

方药 36：巴豆、食醋各适量。

主治：神经性皮炎（干癣）。

用法：取食醋适量，倒入粗土碗内，用去壳的巴豆仁磨浆，以稠为度。患处先用 1% 的食盐水或冷开水洗一下，再用棉球揩干，然后用棉签蘸药浆涂搽，每周 1 次。

备注：近眼处不能搽。

方药 37：巴豆 30 克，雄黄 3 克。

主治：神经性皮炎。

用法：将巴豆去外壳并研成渣状，雄黄研成粉状，2 药研匀后，用 3~4 层纱布包扎。每天在患处用包好的药物搽 2 次，每次搽 1~2 分钟，至痒感减轻、局部起水泡为止，再用无菌纱布盖患处，待水疱自行吸收、患处皮肤落下即痊愈。3 天为 1 疗程。

方药 38：翅叶槐。

主治：神经性皮炎。

用法：取翅叶槐叶鲜品适量，捣烂压取汁，用药汁搽患部，每日搽 2~3 次。

方药 39：列呷（南瓜）10~150 克。

主治：神经性皮炎。

用法：以鲜瓜瓢、嫩尖、嫩叶入药均可，捣绒敷患处。

方药 40：芫花根皮适量。

主治：神经性皮炎。

用法：晒干研末，用醋调或酒调匀，外敷患处，每日 2 次。

方药 41：土槿皮 90 克，槟榔 30 克，醋适量。

主治：神经性皮炎。

用法：将前二味研细末，醋调成糊状，外敷患处，每日

1 ~ 2次。

方药 42：青核桃皮 250 克，75% 酒精 500 毫升。

主治：神经性皮炎。

用法：将青核桃皮浸泡于酒精内 15 ~ 30 天，用药液搽患处，每日数次。

方药 43：生驴皮 1 块，麻油适量

主治：神经性皮炎皮。

用法：将驴皮以朴硝腌过炙灰，用麻油调之，外敷患处，每日 2 次。

方药 44：黄蚂蚁适量，75% 酒精适量。

主治：神经性皮炎。

用法：将蚂蚁浸泡于酒精中，3 日后，取液外搽患处，每 7 天搽 1 次。或取活蚁去头，挤出内脏浆汁涂患处，6 ~ 8 天涂 1 次。涂后 4 ~ 6 小时患部皮肤有刺激性疼痛，继之红热，形成丘疹性皮炎，再敷磺胺软膏，2 ~ 3 天结痂，4 ~ 5 天脱痂，皮肤光滑而愈。

方药 45：旧鼓皮 1 张，糠油 100 毫升。

主治：神经性皮炎反复发作。

用法：将鼓皮烧成炭，研为细末，用糠油调匀，外抹患处，每日 3 次。

方药 46：栗木炭，生姜各适量。

主治：神经性皮炎。

用法：患处先用生姜搽红，再用栗木炭灰搽，1 天数次。

方药 47：天南星适量，煤油适量。

主治：神经性皮炎。

用法：天南星研粉加入煤油调成糊状，外搽患处，每日 1 ~ 2次。

方药 48：百部 30 克，白鲜皮 30 克，白酒 120 克。

主治：神经性皮炎。

用法：上药放入瓶内泡 7 天后，搽患处，1 日 3 次。

方药49：火药炭1份，烟头（烟丝）1份。

主治：神经性皮炎。

用法：加水煎熬3~4小时，成浸膏状，外敷患处，每日1次。

方药50：鲜荸荠10枚，好陈醋80克。

主治：神经性皮炎（顽固性）。

制法：将荸荠去皮，切薄片，浸于醋中，文火煎熬变硬后捣成糊状，瓶装密封备用。睡前用纱布蘸药水搽患处，使局部发红，再涂一层药膏，盖上纸，用绷带绑好，每日1次。

二、皮肤瘙痒症

〔病因概述〕

本病是一种自觉瘙痒，而无原发损害的皮肤病，多因血虚风燥，肌肤失养或风湿蕴于肌肤不得疏泄所致。

〔临床特点〕

皮肤瘙痒剧烈，搔抓后引起抓痕、血痂、苔癣样等皮损。阵发性瘙痒，无原发性皮损是本病的主要特征。

〔中医病名〕

本病与中医学的"痒风"相类似。

〔效方精萃〕

方药1：密佗僧、醋各适量。

主治：皮肤瘙痒。

用法：将密佗僧放炉火中烧红后，立即投入醋中，俟冷后，将药捞起再行烧红，如法淬制，如此反复7次，然后研成细末备用。用时取末适量，略加白茶油调匀，涂患处。

方药 2：红葵 60 克。

主治：皮肤瘙痒。

用法：水煎熏洗。

方药 3：红花、冰片、樟脑各 10 克。

主治：皮肤瘙痒症。

用法：上药用 50% 酒精或白酒 500 毫升，浸泡 1 周，过滤去渣备用。每日外搽患处 3~4 次。

备注：皮肤有破损流水者不宜用。

方药 4：紫背浮萍适量。

主治：皮肤瘙痒症。

用法：水煎熏洗患处。另用上药晒干研末，黄酒冲服 20 克，每日 3 次。

方药 5：银花、黄芪、防风、桔梗、苍术、白术、甘草、黄柏、淮山药、车前子各等分。

主治：皮肤瘙痒灼热，反复发作，时愈时发。

用法：水煎，日服 3 次。

方药 6：苏州薄荷叶、蝉蜕（去头、足）各等份。

主治：皮肤瘙痒，不能忍者。

用法：上药为末。空腹时用温酒调下 6 克。

方药 7：皂角刺 30 克，苍术 30 克。

主治：皮肤瘙痒症。

用法：将上药置在瓦片上，文火烤焙冒烟时，将患处放在烟中熏，连续 2~3 日，每次约半小时。

方药 8：止痒粉 50 克，凡士林 450 克。

主治：皮肤瘙痒症。

用法：上药混匀成膏，外敷患处。

备注：此药有一定刺激作用，对于急性炎症性皮肤病禁用。

方药 9：红花、桃仁、杏仁、生栀子各等份。

主治：皮肤瘙痒症。

用法：上药共研细末，填脐中，每日1换。

方药10：鲜浮萍（洗净）60克。

主治：皮肤瘙痒。

用法：将药捣烂，用醇酒0.5克浸于净器中，经5日后开取，去渣备用。取适量，涂搽患处。

方药11：甘草25克，生姜（切成片）30克，大曲酒（中上等）半斤。

主治：皮肤瘙痒症。

用法：将上药共装入瓶内浸泡7天，搽于患处，一日5次，揉之，流黄水，3日痊愈。

方药12：二黄熏剂，硫黄、雄黄粉末各10克。

主治：皮肤瘙痒症。

用法：取一铁罐，底部留有通气孔，内撒一层干锯末，点燃后再放上药，上覆一硬纸片，中间剪一直径3～5厘米的圆孔，坐硬纸片上，肛门对准小孔，1日1次。每次熏半小时，10次1疗程。适用于肛门瘙痒。

方药13：马尾松针60克。

主治：皮肤瘙痒症。

用法：水煎，日服1剂。

方药14：紫甘蔗皮、香油各适量。

主治：皮肤瘙痒湿烂。

用法：紫甘蔗皮烘干，研成细末，香油调匀，涂于患处。

方药15：食盐、米泔（浸泡生米后的水）。

主治：皮肤瘙痒症。

用法：取米泔水1000毫升，加入食盐100克，置于铁锅内煮沸5～10分钟，然后将药液倒入面盆中，温热以适应为度。用消毒毛巾蘸药液搽洗患部，日2次，早晚各1次。每次搽洗1～3分钟，一般1～2次见效，多则3天。

备注：搽洗前先抓后洗，以疏松毛孔，使药力直达病所；忌饮酒，戒鱼、虾、蟹等；洗澡时不用碱性肥皂。

方药 16：槐叶 50 克。

主治：皮肤瘙痒。

用法：槐叶加盐少许捣烂，搽患处。

方药 17：扎卵（菜豆树）30 克，赛轰（香椿）20 克。

主治：皮肤瘙痒。

用法：上药稍加捣碎，用开水烫后，趁热搽洗患部。

方药 18：莎草 50 克。

主治：全身瘙痒。

用法：将新鲜莎草煎水后，擦洗全身。

方药 19：生甘草 30 克，蛇床子 30 克。

主治：老年皮肤瘙痒。

用法：水煎二次和匀，去渣浓缩成 200 毫升，装瓶备用，用时，涂局部，每日 2～3 次。皮肤干燥加甘油 50 毫升、冰片 3 克。

方药 20：苦参 250 克。

主治：头部瘙痒症。

用法：加水适量煎沸，去渣，临洗前入公猪胆汁 4～5 滴搅匀，温洗。

方药 21：密陀僧。

主治：顽固性皮肤瘙痒。

用法：用密陀僧放炉火中烧红后，即投入醋中，俟冷后，将药捞起，再行烧红，如法淬制，这样反复 7 次，然后把它研成细末备用。取末适量略加白茶油调匀，涂患处。

方药 22：夹竹桃叶 3 片。

主治：奇痒。

用法：上药放入盆中，加开水 500 毫升，待水变成浅黄色，趁热外洗患处。每日 2 次，每次 15 分钟。

方药 23：何首乌 500 克（赤、白色者各半，米泔浸 3 宿，用竹刀刮去皮，薄切，焙干），赤芍药 120 克，（何首乌炮制时忌用铁器）。

主治：皮肤瘙痒。

　　用法：上药为细末，炼蜜为丸，如梧桐子大。每服 30～50 丸，食后用温酒或饭饮送下，日进 2 服。

　　方药 24：浮萍、苍耳子各等份。

　　主治：头部瘙痒症。

　　用法：共研细末，炼蜜为丸，每服 10 克，日服 2 次，

　　方药 25：苍耳子 60 克，雄黄 15 克，明矾 30 克。

　　主治：头部瘙痒症。

　　用法：将上药水煎外洗。

　　方药 26：白蒺藜 20 克，皂刺 30 克。

　　主治：头部瘙痒症。

　　用法：上药煎水外洗。

　　方药 27：蝉衣 30 克。

　　主治：头部瘙痒症。

　　用法：研细末，每服 1 克，日 2 次。

　　方药 28：茵陈 12 克，百部 12 克，苦参 12 克。

　　主治：局限性瘙痒症。

　　用法：将上药共包于纱布内，煮沸煎汤半盆，熏洗或坐浴，每日 1 剂，1 剂 2 煎，早晚各洗 1 次。

　　方药 29：硫黄、雄黄粉末各 10 克。

　　主治：肛门瘙痒。

　　用法：取一铁罐，底部留有通气孔，内撒一层干锯末，点燃后再放入上药，上覆一层硬纸片（中间剪一直径 3～5 厘米的圆口），每次熏约半小时，1 日 1 次，10 次为 1 疗程。

　　方药 30：桦炭、紫苏叶各适量。

　　主治：阴囊湿痒。

　　用法：上药共研细末，外敷患处。

　　方药 31：花槟榔 30 克，雄黄粉 10 克。

　　主治：肛门瘙痒症。

　　用法：上药加水 200 毫升，煎成 30 毫升，每晚保留灌肠。再以雄黄粉 10 克，调成糊状后，外敷肛门周围。

方药 32：炉甘石粉 30 克，青黛粉 3 克。

主治：肛门瘙痒症。

用法：将上二药混匀后用双层纱布包裹之。治疗前先将肛门洗净，抹干，然后将药包外扑患处，以肛周均匀覆盖一层粉为度。每日用药 3～5 次。

方药 33：蜀椒 15 克，蒲公英 15 克，艾叶 15 克。

主治：湿热型阴痒。

用法：上药加水 1500 毫升左右，煮沸，用文火继煎 2～3 分钟，待温度适宜时洗浴局部 10～25 分钟，每日洗 2～3 次。每剂药煎洗 2 次。

方药 34：艾叶 30 克，千里光 30 克。

主治：阴囊瘙痒症。

用法：上药加水浓煎后温洗患处 10～15 分钟，每日 1 次，10 次为 1 疗程。治疗期间避免局部搔抓，以及肥皂、热水擦洗。

方药 35：苦参 20 克，川椒 20 克。

主治：皮肤瘙痒。

用法：切碎，煎浓汤 100 毫升，服 50 毫升，另 50 毫升稍加水外洗瘙痒处。

方药 36：狗爪树 500 克。

主治：皮肤瘙痒。

用法：取其嫩枝或叶，煎水洗患处。

方药 37：胡椒适量。

主治：慢性、急性皮肤瘙痒症。

用法：研粉，外敷。

三、痱　子

〔病因概述〕

这是夏季一种常见皮肤病，因湿郁于腠理汗孔，热蕴于皮肤不得发泄而成。儿童较多发生。

〔临床特点〕

身体各部均可发生，尤以腰以上多汗部位常见。

始见发红，继而出现许多密集的粟粒大小的丘疹和小水疱，瘙痒，有灼热感。

〔中医病名〕

热痱、痤痱疮、痱子、痤痱。

〔效方精萃〕

方药1：败酱草6克。

主治：痱子。

用法：用砂锅将药放入，加水到8分满，武火煎沸后约2分钟即可。将煎得的药水一半倾入洁净的盆内，用洁净毛巾蘸洗，每天洗2次。其余一半药水，再用时加入同量的水再煎，每份药可以煎3~4次。轻者1剂药即可痊愈；重者需用2~3剂药。

方药2：枸杞叶100克，白糖少许。

主治：痱子。

用法：将枸杞叶洗净加水煎汤，饮用时可加少许白糖调味，日服2次。

方药3：滑石15克，绿豆125克。

主治：痱子。

用法：上药共研为末，以棉球蘸扑患部，每日数次。

方药 4：马齿苋、地肤子各 60 克，或薄荷叶、陈皮各 30 克。

主治：痱子。

用法：煎汤外洗患处，洗后扑撒痱子粉。

方药 5：西瓜皮。

主治：痱子。

用法：将西瓜皮洗净，削去瓜白，留青皮一分多厚，剁碎如砂糖粒大。水洗净患处，将剁碎的西瓜皮松散敷上，即感清凉舒适，奇痒刺痛大减。因碎粒容易散落，可用 1 层清洁纱布包敷，保留 20 分钟，日敷 3~4 次。

方药 6：黄瓜 1 条。

主治：痱子。

用法：洗净，切片。涂搽患处，每日洗澡后及临睡前搽 2 次。

方药 7：黄黏土 1 小块，冰片 10 克。

主治：痱子。

用法：取地下较深处的黄黏土块，晒干，碾碎，过筛留粉末。冰片研细，与黄土粉调匀，涂撒在痱子上，每日 1~2 次。

方药 8：干藕节 60 克，生油麻 100 克。

主治：痱子。

用法：先捣油麻如膏，后下藕节末和匀，再入蜂蜜少许，涂于患处。

方药 9：滑石粉 150 克，白龙脑 3 克。

主治：痱子。

用法：上药研细末，患部先以枣叶汤洗，然后以上药粉扑之。

方药 10：轻粉、石膏、黄柏各等份。

主治：痱子。

用法：共为细末，干撒患处。

方药 11：枸杞梗带叶适量洗净。

主治：痱子。

用法：上药水煮放凉，搽洗痱子。

方药 12：寒水石、滑石粉、甘草粉各等份。

主治：痱子。

用法：研成极细末，扑撒患处。

方药 13：绿豆粉 10 克，梅片 2.5 克，滑石粉 100 克。

主治：痱子。

用法：用上药外搽患处。

方药 14：鲜蚕豆适量。

主治：痱子（可防治小儿长痱子）。

用法：取鲜蚕豆适量，晒干洗净，放铁锅内炒焦，用开水沏泡当茶饮。

方药 15：牙膏。

主治：痱子。

用法：用牙膏轻轻涂搽生痱子的部位，可使痱子逐渐消退。

方药 16：生大黄 6 克，黄连 5 克，冰片 4 克。

主治：痱子。

用法：上药酒浸 3 日后，用棉签蘸药酒涂于患部，每日3~5次。

方药 17：冬瓜皮 150~200 克（或西瓜皮等量）。

主治：痱子。

用法：煎水外洗。

方药 18：绿豆粉 60 克，滑石 30 克。

主治：痱子。

用法：上药和匀扑之，或加蛤粉 60 克，亦佳。

方药 19：冻壁土。

主治：痱子。

用法：干冻壁土末搽之，随手而愈。

方药20：滑石粉35克，冰片10克，天花粉30克。

主治：痱子。

用法：共同和匀，沐浴后搽用。

方药21：盐。

主治：痱子。

用法：热水洗去身上污垢，然后用细盐或浓盐水涂搽患处，约10分钟后，用水冲洗干净即可。

方药22：碳酸氢钠适量。

主治：痱子。

用法：用上药全身温水浸浴或热水淋浴。每日1次，10～15日为1疗程。

方药23：鲜地龙30克，生茶叶10克。

主治：痱子。

用法：浸入75%酒精200毫升内，3日后，药液过滤装瓶备用。用时将少许药液倒入手心搽患处，每日3～4次。

方药24：鲜冰糖草（野甘草）适量。

主治：暑月痱子。

用法：捣烂取汁外搽患处。

方药25：生桃叶200克，水适量。

主治：痱子。

用法：对感染严重的痱子，可将生桃叶200克放入1000毫升的水里，煎至只剩下3/4量为止，将这桃叶汤加入浴水内，一天入浴二三次。如果太忙，单洗一次也可以。洗了桃叶浴后，暂时不会痒，如经过数小时后再发痒的话，可用桃叶汤绞毛巾轻拭，千万不要用手抓，以免抓破化脓。对于婴儿的湿疹，这方法也是适用的。

方药26：腊月雪、黄瓜各适量。

主治：痱子。

用法：冬天将腊月雪收贮瓶内封口，至端午放黄瓜在内泡之封好，遇痱子痒痛时，搽之，每日2～3次。

方药27：鲜桃叶1把，盐水适量。

主治：痱子。

用法：桃叶捣烂如泥，加盐水搅拌，取绿色浆汁，搽患处，每日数次。

方药28：绿豆、鲜荷叶适量（也可用荷花、干荷叶），白糖适量。

主治：痱子。（可防治小儿暑天生痱子）

用法：将前二药洗净，加水同煮，豆熟后加白糖吃豆喝汤。

方药29：寒冬腊月之时，取干净积雪。

主治：痱子。

用法：将得到的积雪用瓶密封贮存，置阴凉处（也可放冰箱内，可数十年不变质）。暑天用此腊雪水抹患处，清爽舒适，疗效较好。如小儿全身起痱子，可用此水洗浴治疗。

四、冻　疮

〔病因概述〕

系指寒冷侵袭人体肌肤，局部血脉凝滞而致皮肤肌肉损伤，好发于手足、耳郭等处。

〔临床特点〕

皮肤红肿、灼痛、瘙痒，重者出现水疱、肿块，渐溃烂成疮，有剧痛。

〔中医病名〕

冻瘃、冻风。

〔效方精萃〕

方药 1：芫花 15 克，甘草 15 克。

主治：各期冻疮。

用法：将上药水煎成 200 毫升，趁热时浸洗患处，每次 20 分钟，1 日 2 次。浸洗后药液不必倒掉，继续加温可应用 2~3 天，疗程 3~6 天。

方药 2：蚕虫株尾 10 余株，生姜 3 片。

主治：冻疮。

用法：上药煮沸后，趁热烫搽患处。

方药 3：带核的鲜樱桃、75% 酒精或白酒各适量。

主治：冻疮。

用法：取带核的鲜樱桃，放入瓶内，加入 75% 的酒精或白酒（以能浸没樱桃为宜），密封，置于阴凉处（埋在 30 厘米以下土中更佳），冬季取出备用。在好发冻疮部位，用此液涂擦后，局部按摩 2~3 次，即可预防冻疮的发生。如已发生冻疮，局部红、肿、痛、痒或表皮破损时，可用此液涂擦治疗，每日数次；局部已破溃并有感染时，可用此液洗去脓液，再取樱桃数枚，去核捣烂如泥，敷于患处，然后包扎。每日 1~2 次。在防治冻疮的同时，须注意保暖。

方药 4：长辣椒 31 克，经冻麦苗 62 克。

主治：冻疮。

用法：将辣椒切碎和麦苗混合，加水 2000~3000 毫升，煮沸 3~5 分钟，去渣即成。趁热用棉花蘸药水洗患处，以水凉为度，1 日 1 次。如为手足冻疮，可以用药水泡数分钟至半小时。发生溃疡者洗时有痛感，洗过以后最好用纱布棉花包裹。

方药 5：芒硝适量，黄柏适量。

主治：冻疮。

用法：冻疮未溃破者，芒硝用量大于黄柏 1 倍；已溃破者，黄柏用量大于芒硝1倍。两药共为细末，用时以冰水或雪水调敷患处。局部症状轻微者，可按未溃破者用药比例，将黄柏水煎化芒硝外洗患处，1日1次。未溃破者4~7天1疗程，已溃破者8~11天1疗程。

方药6：马勃3克。

主治：冻疮及下肢溃疡。

用法：研末撒敷伤口。

方药7：精制樟脑9克，海螵蛸6克，凡士林105克。

主治：冻疮。

用法：调成软膏摊纱布上外敷。

方药8：香油500克，黄丹（炒）黑、白胡椒面各15克。

主治：冻疮。

用法：先将香油煎好，放尽烟后，再下黄丹炒，等凉后，将胡椒面搅入成膏，贴在患处。

方药9：河蚌壳适量。

主治：冻疮。

用法：将河蚌煅研细末，以麻油少许调搽患处，每日3次。河蚌壳性味甘、淡、平，研细外用，止痛敛疮。

方药10：黄柏21克，白蔹9克。

主治：冻疮未溃。

用法：水煎，洗患处。已溃者，研细末，搽患处；初溃及将愈者，可用香油调敷。

方药11：螳螂的卵。

主治：冻疮。

用法：取螳螂卵（须树枝上的新鲜卵），用刀横切为2片，然后用力挤出卵中黄液，将取出的螳螂卵黄液直接涂于患处，不需包扎（夜间可用纱布包好）。每日或间日涂1次，直至结疤为止，待结疤自行脱落即愈。3日结痂开始，2周左右痊愈。本品具有收敛快，无毒副作用之特点。

方药 12：白萝卜切片。

主治：冻疮。

用法：放室外背阴处冻实，贴患处，四五次可愈。

方药 13：鲜松毛丝一大把。

主治：冻疮。

用法：煎水洗患处，每天 2 次，已溃未溃均适用。

方药 14：白胡椒 3 克。

主治：冻疮。

用法：浸酒，7 天后过滤使用，涂于患处。

方药 15：白及 9 克，橘子皮 9 克。

主治：冻疮。

用法：上药共为末，桐油调敷，治冻疮已溃不收口。

方药 16：鲜山楂。

主治：冻疮。

用法：先将冻伤局部如手、脚、耳垂、耳轮边缘或面部等用温水洗净擦干，取鲜山楂适量，用清水洗净后去核，捣成泥状敷于患处约 2 毫米厚，然后用无菌纱布包扎（保持 3 天不动）。

备注：如冻伤局部出现溃烂面者禁敷，待疮面愈合再行敷药。

方药 17：棉花、煤油。

主治：冻疮。

用法：临卧时，用棉花浸煤油，包患处，数次即愈。皮破溃烂者，取大黄末，用水调敷即可止痛。

方药 18：皂荚。

主治：冻疮。

用法：皂荚寸许，入火炉，烧烟熏患处。未破者日熏三五次，已溃者多至十数次，无不立愈，屡试屡验，奇妙无比。

方药 19：瓦楞子。

主治：冻疮。

用法：瓦楞子煅研极细，以麻油调搽，湿则干搽，数日痊愈，此秘方也。

方药20：青辣椒。

主治：冻疮。

用法：三伏日，以青辣椒数个，用剪刀剪开，将剪处向冻处皮上频频搽之，使辣汁搽透，少顷即灼痛难当，须忍耐之，必待无可耐受时，方许入冷水冷之。以后交冬，无论如何，永不生冻疮也，累验。

方药21：冬瓜皮、辣椒。

主治：冻疮。

用法：用隔年冬瓜皮及辣椒，伏日烧水洗之，即不复发。

方药22：生南瓜。

主治：冻疮。

用法：用生南瓜切片，搽患处，觉热即换，早晚2次，行之数日，必愈。

方药23：辣椒30克，川木瓜30克，葱白60克。

主治：冻疮。

用法：上药共煎水温浴（用于红斑期），每日1~2次。

方药24：葱白带须7个，花椒7粒，艾叶8克。

主治：冻疮。

用法：上药共煎水温洗患部或创面，每日1~2次。

方药25：黄柏30克。

主治：冻疮。

用法：将上药研成细粉，瓶装备用。用黄柏粉撒在溃疡处，消炎止痛。

方药26：干辣椒10多个。

主治：冻疮。

用法：用上药熬水，洗泡患处。

方药27：仙人掌1个。

主治：冻疮。

用法：将其洗净、去刺、捣烂，搅拌成糊状。将仙人掌糊膏贴敷患处，其厚度能盖皮肤为宜，然后用纱布绷带包扎好，5 天后去敷料。

方药 28：独头大蒜。

主治：冻疮。

用法：取上药适量，杵烂加温圈敷于患处四周。

方药 29：陈醋 250 毫升。

主治：冻疮。

用法：将醋煮热，用纱布蘸取醋液，趁热敷于患处。一日 3 次，连用一周即消。

方药 30：蜡。

主治：冻疮。

用法：将蜡间接熔化，待冷却到 40℃ ~45℃，施于患处。每日 1 次，每次 30 ~40 分钟，6 ~12 次为 1 疗程。

方药 31：鲜姜适量。

主治：冻疮。

用法：取上药捣烂如泥膏状，敷于患处，用油纸或纱布覆盖，胶布固定。

方药 32：螃蟹壳、香油各适量。

主治：冻疮。

用法：将螃蟹壳焙焦煅灰，香油调匀，贴敷患处。

方药 33：麻雀脑。

主治：冻疮。

用法：将上药去筋膜，调成膏，每日涂敷患处 1 次。一般轻度冻疮 5 次可愈。

方药 34：经霜茄子根（每次用 1 棵），川椒 10 克。

主治：冻疮。

用法：将茄子根切成小段，与川椒放盆内加水煮沸 15 分钟，离火后先熏后洗，每日 1 次。

方药35：猪板油120毫升，桂枝9克，秦椒2.1克。

主治：冻疮。

用法：3味共炸成枯黑色，去渣，将油抹纸上，贴冻伤处。

方药36：甘草、黄芪各20克。

主治：冻疮。

用法：上药加水1000毫升，煎后泡洗患处，每日泡洗3次。每次泡洗20分钟，每剂可洗3次。冻疮如有破溃仍可泡洗，但洗后用黄连纱条外敷。

方药37：鲜山药50克，白糖25克。

主治：冻疮。

用法：上药捣烂成泥，加温外涂患处，1日2次。此方适用于轻度冻伤且无破溃者。

方药38：龙骨、蜂窝各30克，蛇床子15克。

主治：冻疮。

用法：共研细末，以生油调涂患处。

方药39：川大黄适量研成细末。

主治：冻疮皮肤破烂。

用法：调凉开水搽患处。

方药40：尖辣椒10～15克，白酒适量。

主治：冻疮初期局部红肿发痒。

用法：将辣椒切成细丝，以好白酒浸泡10天，去渣过滤即成。涂于局部红肿发痒处，每日3～5次。要轻轻涂搽，防止将皮肤擦破。

方药41：松香30克，黄蜡30克，麻油25克。

主治：手足等处冻疮。

用法：将3味药放锅内微火溶化后倒入瓷器内，每次用时溶化少许搽患处，每日搽数次，即愈。

方药42：老丝瓜，猪油。

主治：手足冻疮。

用法：将老丝瓜烧炭存性，和猪油调涂患处。

方药 43：白萝卜 1 个，生姜 15 克，白附子 1.5 克，桂枝 15 克。

主治：冻疮未溃。

用法：将上药一同水煎，趁热洗过后，不致疼痛和发痒，倍觉舒适。连洗两天，即可全好。以上为一天的量，分成两等份，每天早、晚各洗一次。

方药 44：紫草根 15 克（切薄片）。

主治：冻疮溃烂。

用法：先将橄榄油 90 克加热至沸，再将切片的紫草根投入油内，随即离火，趁热过滤去渣，将滤油装入瓶内，待冷却后外用，涂于溃疡面。一日二至三次，可痊愈。

方药 45：沙田柚皮 1 个（晒干或新鲜均可）。

主治：未溃冻疮。

用法：将沙田柚皮加水约 2 000 克，煮沸 30 分钟后倒入盆中，用其蒸气熏患处，直至适当温度时，再浸泡患处，同时用沙田柚皮来回摩擦患处约 20 分钟，隔 2 天再按此法治疗 1～2 次即可。（宜在晚间睡前用）。

方药 46：麦叶 1 握，茄子根 1 棵。

主治：冻疮溃烂。

用法：煮水烫洗，轻者 3 日可好，重者 7 日。

方药 47：鸡蛋 1 只，冰片少许。

主治：冻疮已破溃。

用法：取鸡蛋放在勺中加热即成油，加入冰片，调匀。用时先用生理盐水洗净患处，然后涂上此药，1 日 3 次。

方药 48：活蟹一只，蜂蜜适量。

主治：冻疮溃烂不敛。

用法：活蟹烧存性，研成细末，以蜂蜜调匀。涂于患处，每日更换 2 次。

方药 49：猪油、蛋清。

主治：冻疮溃烂。

用法：以猪油三分之一和蛋清三分之二的量混合，轻轻地抹搽患部，每晚睡前一次，3 次就可痊愈。

方药 50：白酒。

主治：冻疮。

用法：白酒倒入小瓷碗内（容量为 1/4），将酒点燃，约 1 分钟后，用手蘸酒涂患处。每日 1～2 次。

方药 51：橄榄核适量。

主治：冻疮。

用法：上药烧灰研末，调香油或凡士林，涂患处。

方药 52：柿子皮 60 克，菜子油适量。

主治：冻疮。

用法：把柿皮用新瓦焙干，研细末，菜子油烧热待凉，调柿皮粉外涂患处。

方药 53：陈辣椒秸半公斤。

主治：冻疮。

用法，在伏天晚上，用上药煎水，睡前搽洗患部，连续搽 5～7 个晚上。

方药 54：沙冬青叶、茄梗各等量。

主治：冻伤。

用法：将上药加水煎熬 5 小时，取 3 次滤液合并浓缩成膏，涂患处。

方药 55：樱桃 60 克，白酒 250 毫升。

主治：冻疮。

用法：上药装入瓶中，封口密闭，置阴凉处备用。用棉球蘸上药涂于患处，每日 1～3 次。对复发患者，每晚睡前涂搽 1 次。

方药 56：青矾 100 克。

主治：冻疮。

用法：将青矾溶化在 1500 毫升开水内，先将受冻部位置面盆上熏，待药液自热转温后，再频洗患处。第 2 次将此药液煮干，仍按上法治疗，连用 2～3 天。

方药 57：芝麻叶。

主治：冻疮。

用法：在伏天当芝麻长得正茂盛时，以鲜芝麻叶在生过冻疮的地方轻轻搓搽 20 分钟左右，让其汁留在皮肤上，过一小时后再用水洗净。每天反复进行几次，连搽 3～5 天。也可取鲜芝麻花若干朵，按上法反复搓搽。

五、鸡　　眼

〔病因概述〕

本病多见于足底及足趾，因经常受压和摩擦所致。

〔临床特点〕

圆锥形的角质增生物，其尖端深入皮内，圆形基底裸露皮外，坚硬而如肉刺，压之疼痛。其色泽为灰黄色或蜡黄色。

〔中医病名〕

与中医文献中记载的"肉刺""鸡眼"相类似。

〔效方精萃〕

方药 1：干蜈蚣 30 条，乌梅 9 克，菜油（或香油）适量。

主治：鸡眼。

用法：将蜈蚣、乌梅焙干，共研为细末，装入瓶内，再加入菜油（以油浸过药面为度），浸泡 7～10 天后即可使用。用时先将 1% 盐水浸泡患部 15～25 分钟，待粗皮质软化后，剪除粗皮（以见血丝为宜），再取适量药膏调匀，外敷于患处，用纱布包扎。每12小时换药1次。

方药2：半夏茎。

主治：鸡眼。

用法：将半夏茎晒干粉碎备用。先将鸡眼浸入温水中泡软，然后削去角化组织，再放上生半夏粉，并用胶布贴上，过6天即脱落。未脱落者可继续敷药。

方药3：鲜鸡蛋1枚，米醋适量。

主治：鸡眼。

用法：鸡蛋煮熟。鸡蛋蘸醋空腹吃，每日1次。

方药4：鲜茄子。

主治：鸡眼。

用法：将鲜茄子捣汁，用茄汁涂局部，每日2~3次。

方药5：韭菜汁，鲜韭菜。

主治：鸡眼。

用法：韭菜叶揉汁，韭菜叶汁内服，1日3次，隔日1次用生韭菜叶涂抹鸡眼。

方药6：绿壳鸭蛋1枚，硫黄0.6克。

主治：鸡眼。

用法：将鸭蛋打1小孔，加入硫黄，搅拌均匀，用纸封口，放在锅内蒸熟后服，连服5~7枚显效。

方药7：生姜适量，生石灰、碱面各等份。

主治：鸡眼。

用法：生姜捣烂取汁，与其他二味药共捣如泥，收入瓶内备用。使用时，患处用2%碘酒和75%的酒精消毒，然后取1块大小适当的胶布，中心剪一个与鸡眼大小相同的孔，将此胶布覆盖在患处，使鸡眼从孔洞处暴露于外，把本药膏涂盖在鸡眼上，最后再用1块胶布将鸡眼覆盖。3日换药1次，一般换药2~3次即可治愈。鸡眼蚀去后，去其腐肉，经常规消毒，局部敷少许磺胺软膏，以灭菌敷料包扎数日即愈。

方药 8：明矾 7 克，鸦胆子 15 克，硫酸铜 3 克。

主治：鸡眼。

用法：将硫酸铜、明矾一并放在 1 个小铁锅中炒至变白色块状为止，研成粉末，再将鸦胆子去皮后压粉与上粉混合即得。用时先将患部消毒，用刀将鸡眼中心部挖 1 小坑，将上药粉用白开水调成糊状敷于鸡眼小坑中，然后用 1 块薄棉花盖好，外面加胶布固定，每日换药 1 次。

方药 9：乌梅肉、醋、盐水。

主治：鸡眼。

用法：乌梅肉捣烂，入醋少许，加盐水调匀，贴之自消。

方药 10：五倍子（炒）15 克。

主治：鸡眼。

用法：研末调醋贴患处，连贴三四次。

方药 11：地骨皮 6 克，红花 3 克。

主治：鸡眼。

用法：将上药共为细末，加适量麻油和少许面粉调成糊状，密封备用。温水泡去老皮，呈凹陷状，填入药糊，包扎，每 2 天换 1 次药。

方药 12：鸦胆子适量。

主治：鸡眼。

用法：将鸦胆子去壳取仁捣泥备用。上药前温水泡洗患脚，去掉鸡眼软化组织，呈凹陷状，填入药泥，胶布贴敷，重者 2 次，轻者 1 次即愈。

方药 13：蜂胶适量。

主治：鸡眼。

用法：先将患处用热水浸泡，并以刀削去表层病变组织。然后将 1 块稍大于患部的小饼状蜂胶紧贴患处，用胶布固定，隔 6～7 天后，鸡眼自行脱落。再贴药 6～7 天，待患处皮肤长好为止。

方药 14：万年青叶。

主治：鸡眼。

用法：万年青叶捣烂，敷患处，可以断根。

方药 15：荸荠 1 个，荞麦面少许。

主治：鸡眼。

用法：将荸荠捣烂，和荞麦面少许，贴患处。

方药 16：大蒜适量。

主治：鸡眼。

用法：大蒜切成 1~2cm 宽环状大蒜片。将上述大蒜片盖在患处，然后用艾绒施灸，每日施行 2 次，以鸡眼的硬物脱落为止。

方药 17：凤仙花。

主治：鸡眼。

用法：先将鸡眼剪破，用凤仙花搽数次即可。

方药 18：松节油。

主治：鸡眼。

用法：软竹布涂松节油，贴患处，每日换 2 次，早、晚行之，数日鸡眼自消。

方药 19：瘪桃干 30 克，好米醋 90 克。

主治：鸡眼。

用法：以瘪桃干放米醋内煎沸，待温，洗鸡眼，每次 15 分钟左右，使药液渗透到内部，1 日 2 次。

方药 20：蜂蜡 60 克，骨碎补（细末）30 克。

主治：鸡眼。

用法：将蜂蜡熔化，加入骨碎补末拌匀成膏状。用前将患部用温水浸洗干净，用刀片将病变部位削去，然后取一块稍大于患部的软膏捏成饼，紧贴患部后胶布固定。一般鸡眼 6~7 天内即从穴窝脱落，此后再贴一次。若一次未脱落者，继续重复治疗。药后避免水洗或浸湿。

方药 21：茉莉花茶叶 2 克。

主治：鸡眼。

用法：将花茶嚼成糊状，敷于鸡眼上，上覆纱布，胶布固定。5 天换药 1 次，5 次即可愈。

方药 22：大蒜头 1 个，葱白 10 厘米，花椒 3~5 粒。

主治：鸡眼。

用法：将上药共捣烂如泥，视鸡眼大小取不同量药泥敷于鸡眼上。用卫生纸搓一细条围绕药泥，以便药泥集中于病变部位。用纱布包扎，密封，勿使漏气。24 小时后除去胶布及药泥，3 日后鸡眼开始变黑，逐渐脱落，最多半月即完全脱落。有时 1 次使用不当，可再用 1 次，最多 2 次即痊愈。

方药 23：尿素。

主治：鸡眼。

用法：患处做常规消毒后，用手术刀削除鸡眼面角化层后，再略向深处挖去角化的部分，以不出血为度。用胶布 1 块按鸡眼面积剪裁，中心剪 1 孔，将尿素撒于孔内，于上面覆盖 1 块胶布，翌日去上面覆盖之胶布，撒少许尿素于孔内，每日 1 次。

方药 24：骨碎补 9 克。

主治：鸡眼。

用法：将上药碾为粗末，浸泡于 95% 酒精 100 毫升中，泡 3 日即成。用时先以温水将足部鸡眼或疣子泡柔软，用小刀剥去其外层厚皮，再涂搽骨碎补酒精浸剂，每 2 小时搽 1 次，搽后略有痛感，几分钟即消失。连续 4~6 次，1 日至多搽 10 次。

方药 25：纯酚适量。

主治：鸡眼。

用法：用消毒棉花蘸纯酚灼烙患处，隔 3~5 天灼烙 1 次，一般连续用 3~5 次即可治愈。如未愈，可用至痊愈为止。

方药 26：干蜈蚣数条。

主治：鸡眼。

用法：将蜈蚣放在清洁瓦片上用缓火焙枯，冷却后研成细末，加少量菜油调匀，装瓶密闭备用。用时将上药涂在鸡眼上，1日2~3次。一般3天硬结脱落，不留痕迹。

方药27：蓖麻子1粒。

主治：鸡眼。

用法：用火烧其外壳出油，直接按在泡软的鸡眼上，外用胶布固定。一般5~6日后鸡眼软化脱落而愈。

注：适用于较小的鸡眼。

方药28：黄豆芽半斤。

主治：鸡眼。

用法：每餐水煮（刚熟即可，勿久煮）。黄豆芽半斤当菜吃，不吃其他菜，一连5天不间断，鸡眼自然脱落。

方药29：生石灰。

主治：鸡眼。

用法：以生石灰一块，如纽扣大小，再以糯米与碱研末，同冷水少许调和，经二三时，即成糊。每晚临睡搽少许，数日即愈。惟初搽时，需将鸡眼用刀剔开少许，方有效力。

方药30：蛇蜕一条（瓦焙存性），乌梅一个。

主治：鸡眼。

用法：先将蛇蜕研末，再与乌梅共捣成饼敷患处，以细布扎紧，一天一夜即可。

方药31：蜈蚣、生天南星各3克。

主治：鸡眼。

用法：共为末，以膏药贴敷7天，可连根拔出。

方药32：葱白适量。

主治：鸡眼。

用法：将葱破开即可，晚上洗足后用刚破开的葱覆盖在患处，用布包扎好，次晨解去。应用本法治疗方便易行，无毒副作用。用葱液连续2~3天后鸡眼全部变软，1星期后鸡眼变黑色，逐渐脱落，恢复正常。

方药 33：硫黄 1.5 克，荞麦 3 克，蜈蚣 1 条，螃蟹 1 个。

主治：鸡眼。

用法：上药共捣成膏敷患处，1 夜可脱。

方药 34：银杏叶 20～30 枚。

主治：鸡眼。

用法：用 20～30 枚的银杏叶放入平底锅用弱火炒（覆上盖），然后把烧焦的叶子用钵磨成粉末，加入适当的饭粒，使之带黏性，将它敷于患处，以纱布扎牢。重复几天后，鸡眼表面破烂，把它除去，再换。如此几次以后，鸡眼就会消失。

六、手 足 皲 裂

〔病因概述〕

本病常因寒冷风燥，经常接触碱性物质，粗糙物品，以及各类物理刺激等，致使血脉阻滞，肤失濡养而发生皲裂。

〔临床特点〕

手足部弹力消失或减弱、干燥、粗糙，并有裂隙，在皮肤较厚处更深，疼痛难忍，并可伴有出血。

〔效方精萃〕

方药 1：猪油 30 克，蜂蜜 70 克。

主治：皲裂。

用法：先将猪油煎沸待冷后与蜂蜜调匀备用。用时，先把患处用热水浸泡 10～30 分钟，使角质软化，去掉污垢，如果角质过厚可刮掉，然后外敷上药膏，每天 2 次。睡前治疗 1 次，如有感染，可外撒白及粉或者抗生素、消炎膏，同时用以上药膏外涂，一般 3 天即可治愈。

备注：在日常洗手、足时，特别是寒冷的冬天，不要用太多碱性过强的肥皂。

方药2：杏胶（杏树裂缝中流出的一种胶汁样物）。

主治：皲裂。

用法：将杏胶晒干，如晒不干可稍在灶里热灰上煨干（但不能煨枯、煨焦），取出碾成粉末，过筛装瓶备用。用时将皲裂的手足用温水洗净并揩干，再将杏胶粉末用凉开水调匀如糊状，涂在皲裂处，再用胶布贴紧，或在棉布上摊一层杏胶，贴后手按一会，也可在火边烤一下，以增加黏度，待伤口愈合，胶布就会自动脱落。一般涂1次可愈，若4~5天后皲裂处皮肤还有缺口，可再涂1次。

方药3：瓜蒌瓤60克，杏仁30克。

主治：皲裂。

用法：将杏仁汤浸去皮尖，与瓜蒌瓤同研如膏，加入蜂蜜适量，稀稠以便于涂搽为准。每夜涂于手足皲裂处。

方药4：地骨皮30克，明矾20克。

主治：皲裂。

用法：上药共煎水温浴（浴后可搽润肌膏），每日一次。

方药5：黄豆，凡士林油量以1/2为宜。

主治：皲裂。

用法：黄豆研细过筛后与凡士林油混匀，装瓶备用。用时先将患处皮肤洗净，然后敷上此药，药量以填平裂口为度，外用消毒纱布包扎，每隔3日换药1次，直至裂口愈合。

方药6：凡士林适量。

主治：手足皲裂。

用法：外涂轻则涂3次即愈，重则涂后尚须点燃蜡烛，晃动烤溶，使凡士林透入肌里，必能痛止，伤口合起而愈。

方药7：凡士林100克，马勃粉50克。

主治：手足皲裂。

用法：凡士林加热熔化后，加入马勃粉调匀，冷却成膏，入大口瓶备用。将药膏涂敷患处，用纸或纱布封盖，每日两次，以愈为度。

方药 8：白蜡烛油及麻油各半。

主治：手足皲裂。

用法：合煎融化，涂于皲裂或冻疮处，随涂随愈。

方药 9：白及 80 克，冰片、五味子各 12 克。

主治：手脚皲裂。

用法：上药共研细末和匀，加凡士林 400 克调成软膏，涂敷患处，外用纱布包扎，每 3 天换药 1 次，直至痊愈。

备注：若皲裂处皮厚者，要先剪去茧皮再敷药。

方药 10：鸡蛋 2～3 个，醋精 500 毫升。

主治：皲裂。

用法：将鸡蛋完整浸泡于醋精中，盖好，浸泡 6～7 天，待蛋壳全被腐蚀掉，蛋清及蛋黄已凝固时，将蛋取出，贮存备用。先将患手、足洗后，涂搽上药，每日 2～3 次。初搽时皮肤皲裂口处有灼痛感，2～3 天后消失。治愈后，采取维持疗法，每隔 3～5 日涂搽 1 次，避免复发。

方药 11：黄丹、醋均适量。

主治：手足皲裂。

用法：用黄丹加好醋调成糊状，外用，每日 3 次，连续 1 周。

方药 12：大叶桉树的鲜叶适量。

主治：手足皲裂。

用法：将桉叶放在锅中加清水浸过药面，用武火煎至桉叶呈暗褐色后，去药渣，取药液，再用文火煎熬至滴水成珠即可。用时根据患部大小取适量置火上烤软，趁热涂患处。

方药 13：猪胰子油适量。

主治：手足皲裂。

用法：取猪胰子油，熟煮捣烂成泥，搓成大丸，每日洗手后用丸搽手。

方药 14：川椒 400 克，猪羊脑髓不拘多少。

主治：手足皲痛。

用法：川椒以水煮之，去渣；猪羊脑髓剁烂。手足渍之椒汤中，半食顷出令燥，须臾再浸，候干涂猪羊脑髓。

方药 15：白及粉适量，植物油适量。

主治：皲裂。

用法：将上 2 味药放置一起搅匀，涂患处，包扎，每日 2 次。

方药 16：五倍子适量。

主治：手足皲裂。

用法：研成细末，与牛髓调和，盛于瓷器内，埋在地下 7 天，取出外搽裂口处。

方药 17：新棉花（去籽）一小团，活虾（去壳）适量。

主治：手足皲裂。

用法：上药同捣烂，涂塞于裂口上，用布裹好，3 日后裂口渐平。

方药 18：甘草 50 克，75% 酒精 200 毫升，甘油 200 毫升。

主治：手足皲裂。

用法：将甘草浸泡于酒精内 24 小时后，取浸液去甘草加甘油即成。用的时候，将患处洗净后用本药涂抹。

方药 19：腊月白鹅的纯净脂肪油 10 克，轻粉、红粉各 0.5 克。

主治：手足皲裂。

用法：将轻粉、红粉研成极细末，用白鹅油调匀成膏后备用。先用温葱汤浸泡患手，并用刀片削去增厚皮层，再涂以上述药膏，然后于炭火旁烘烤 20 分钟左右，早晚治疗 1 次。

备注：在治疗的过程中，患手禁用冷水、肥皂水和碱水洗濯。

方药 20：蛇蜕。

主治：皲裂。

用法：烧灰，研为细末，加适量凡士林（或植物油）调为软膏。将患处洗净后，用上药涂于患处，胶布包扎，若无炎症，不必每天换药，一般 7 天左右可愈。

方药 21：珍珠粉 4 份，广地龙粉 20 份，煅白石 6 份，白凡士林 70 份。

主治：手足皲裂。

用法：取广地龙洗净、晒干，低温干燥后研细粉，过 120 目筛，密封在容器内，经高压消毒待用；西月石除净杂质，置陶锅内，用文火烧成白色泡状至疏松为度，冷却后研成细末与地龙粉、珍珠粉和匀，配入凡士林，加温至 80℃ 左右，调匀后装盒备用。用药之前，以温开水洗净皲裂处，擦干，然后取药脂少许，搽于患处，每天 2 次。

方药 22：松香、柏树胶各等份。

主治：手足皲裂。

用法：两药共研细末，用时将药末均匀撒在胶布上，用文火烊化，紧贴裂处。

第七章 鳞屑性皮肤病

银 屑 病

〔病因概述〕

本病多由营血亏损，生风生燥，肌肤失养所致。

〔临床特点〕

是一种皮损以红斑、鳞屑为特征的慢性复发性皮肤病。其形态多种多样，有点滴状、钱币状、环状、地图状、蛎壳状等不同表现。红斑上堆积很厚的银白色鲜屑，抓去脱屑，可见到呈筛状如露水珠样的出血点。

〔中医病名〕

牛皮癣，属中医学中的"松花癣""蛇风"等范畴。

〔效方精萃〕

方药1：鲜荸荠10枚，陈醋75克。
主治：牛皮癣经久不愈。
用法：荸荠去皮，切片浸醋中，放锅内文火煎10余分钟，待醋干后，将荸荠捣成糊备用。将糊少许涂患处，用纱布摩擦，当局部发红时，再敷药糊，贴以净纸，再包扎好，每天1次，至愈为止。

方药 2：艾叶适量。

主治：牛皮癣。

用法：取鲜叶洗净后，揉软搽患处，每日 1~2 次。对脓疱型、厚痂型均可煎水洗患处，待好转后改用鲜叶搽（或洗搽结合）。厚痂型者，当痂皮软化剥去后，用鲜叶搽之，如见血露点，仍可继续搽，牛皮癣消失后仍坚持搽一段时间，以巩固疗效。

方药 3：木槿皮 30 克，半夏、大枫子各 15 克。

主治：牛皮癣。

用法：上药切成片，用河、井水各一碗浸 7 天，用棉签蘸涂患处。治疗期间不要洗湿患处。以夏天治疗效果好。

方药 4：密陀僧 0.15 克，金毛狗脊 3 克

主治：牛皮癣（蛇风）。

用法：共为细末。用药前先将患处用开水冲洗，再用鲜姜片搽之，然后用香油调药末涂之。隔一天洗一次，并换一次药。

方药 5：茶树根 30~60 克。

主治：牛皮癣。

用法：切片，加水浓煎，每天 2~3 次煎服（空腹服），服至痊愈。

方药 6：木鳖子 5 个，鸡蛋黄 2 个。

主治：牛皮癣。

用法：将鸡蛋黄熬油，木鳖子去皮，用醋磨汁。先将患处用温开水洗透，再用鸡蛋油木鳖子汁涂上，1 日 2 次，连用 7 天。

方药 7：红信石 250 克，棉籽油 2 500 毫升，黄蜡 250~500 克

主治：牛皮癣。

用法：先将红信石捣成细粒，再与棉籽油同入大铜锅内，置火上熬至红信石呈枯黄色，离火待冷，去滓；再加温，放入

黄蜡（冬用250克，夏用500克）熔化，离火调，至冷成膏。薄涂患处，使用时先试涂一小片，观察有无过敏反应，如有即停用。

方药8：松明油适量。

主治：牛皮癣。

用法：将松明子砍成碎片，放入一个土罐中，罐口放一小管密封后倒置（罐口朝下），罐口四周糊上泥巴，再用炭火加热，明油即从罐内流出（若罐中加入麝香少许效果更佳），用棉花蘸油外搽患处。

方药9：环散敏（羊膜草）100克。

主治：牛皮癣。

用法：用75%酒精500毫升浸泡3天后搽患处。

方药10：南星、半夏各20克，斑蝥3克。

主治：牛皮癣（银屑病）。

用法：研细末调敷患处。

方药11：樟脑15克，雄黄5克，滑石50克。

主治：牛皮癣（银屑病）。

用法：共研细末，米醋调搽患处。

方药12：冬瓜皮（烧灰）。

主治：牛皮癣。

用法：上药研末，油调搽疮上。

方药13：鲜石榴皮。

主治：牛皮癣。

用法：蘸明矾末，搽患处，1日3次。

方药14：土茯苓60克（研粗末包煎）。

主治：牛皮癣。

用法：日1剂，早晚各服1次。15剂为1疗程。

方药15：白萝卜1个，轻粉15克，樟脑24克。

主治：牛皮癣。

用法：将白萝卜煮烂，轻粉、樟脑研为末，以上3味药搅拌调匀，搽于患处。

方药 16：老蒜（去皮）1 个，白糖适量。

主治：牛皮癣。

用法：以上药共捣烂，敷患处，包扎。

方药 17：旧鼓皮 1 块，小米糠油适量。

主治：牛皮癣。

用法：将旧鼓皮炙烧成炭，研末，与小米糠油调和，敷患处，每日 3 次。

方药 18：蒴藋 20 克。

主治：牛皮癣。

用法：将蒴藋晾干研细末，用生油调抹患处。

方药 19：生韭菜、生大蒜各 60 克。

主治：牛皮癣。

用法：将上 2 味捣烂成泥状，烘热后用力搽患处，每日搽 1 次，连续搽 7 天。

方药 20：斑蝥 30 个，青皮 6 克，白酒 250 毫升。

主治：牛皮癣。

用法：上药共入瓶内浸 2～7 天。用时，以棉签蘸取此酒，反复搽癣上，直至患部感到发热及痛痒并起白泡时，然后刺破白泡，用清洁水洗去脱皮。如不易脱去，可再搽药酒 2～3 次，皮脱乃愈。

方药 21：鸡尾木 500 克。

主治：牛皮癣。

用法：浸泡于 95% 酒精 1000 毫升中，24 小时后过滤，取滤液外涂患处，每日 1 次。

方药 22：桃树根、胆矾。

主治：牛皮癣。

用法：以桃树根同胆矾捣烂，敷之神效。

方药 23：活蜈蚣 5 条。

主治：牛皮癣。

用法：用生菜油 200 克浸泡上药 15 日，外搽，每日 3 次。

方药 24：土槿皮 500 克，烧酒 500 克，榆面 120 克。

主治：牛皮癣。

用法：土槿皮勿见火，晒燥磨末同榆面入烧酒中浸 7 日常搽。年久者，搽一年断根。

方药 25：斑蝥 0.2 克，皂角刺 5 克，车前草 5 克。

主治：牛皮癣。

用法：将上药共研细末，与醋调搽患部。

方药 26：狼毒、大枣各适量。

主治：牛皮癣。

用法：将狼毒浸泡于清水中 12 小时，过滤取等量大枣装入纱布袋，置于狼毒浸液中，12 小时后取枣蒸熟（至口尝不麻为度）。初服每日 3 次，每次 7 枚，逐日增加 1 枚，可增至每次 20～30 枚。

方药 27：红粉（研末）6 克，玉黄膏 30 克。

主治：银屑病。

用法：调和成膏，薄薄敷皮损上。开始用时，先试涂一小片，观察有无过敏反应，如过敏则停用。大面积皮损慎用。

方药 28：苦参 100 克，凡士林 400 克。

主治：牛皮癣静止期。

用法：调匀成膏，外敷患处。

方药 29：侧柏叶、苏叶各 120 克，蒺藜秧 240 克。

主治：牛皮癣。

用法：共碾粗末，装纱布袋内，用水煮沸 30 分钟。用软毛巾蘸汤溻洗，或溻洗后加热水浸浴。

方药 30：土茯苓 30 克，生槐花 30 克，生甘草 9 克。

主治：牛皮癣进行期。

用法：水煎服或泡水代茶饮。

方药 31：炙牛肉 1 片（约 30 克），轻粉 0.3 克。

主治：牛皮癣。

用法：上药五更时共用温酒调服。

方药 32：生商陆。

主治：银屑病。

用法：将生商陆置于高压锅中蒸 2 小时后烤干，研成粉，压片备用。成人每日 9 克，分为 3 次服用。儿童酌减。

备注：本药适用于寻常型银屑病，关节病型银屑病、蛎壳状银屑病、急性点滴状银屑病。对有妊娠及溃疡病、活动性肺结核、感染性疾病的患者应慎用之。

方药 33：楮桃叶 250 克，侧柏叶 250 克，水 5000 毫升。

主治：银屑病。

用法：将上药煮沸 20 分钟，适温洗浴。每周 2～3 次。

方药 34：梧桐叶。

主治：银屑病。

用法：上药开始剂量为 2 毫升，每日肌注 1～2 次或 4 毫升 1 次肌注。可逐渐加剂量到 4 毫升，每日 2 次。连续用药 15 日为 1 疗程。

方药 35：土茯苓、金银花各 60～90 克。

主治：银屑病。

用法：每日 1 剂，水煎两次，早晚温服。小儿酌减。

方药 36：鲜小蓟 1 把，盐少许，紫草 60 克，醋 1～2 碗。

主治：银屑病。

用法：取鲜小蓟 1 把，加盐少许，煎水洗患处；再取紫草 60 克，加醋 1～2 碗，煎水洗患处。1～2 天洗 1 次。洗 5 次可显著见效。

方药 37：柳蘑、蜂蜡。

主治：银屑病。

用法：涂于患处，每日 1～3 次。

备注：忌辛辣刺激性食物。

方药 38：侧柏叶 50 克，杨穗 50 克。

主治：银屑病。

用法：水煎外洗，每日 1 次。

方药 39：苦楝树皮、刺苋菜各 30 克。

主治：银屑病。

用法：上药共水煎去渣取药液洗浴患处，每日 1 次。

方药 40：马钱子 60 克。

主治：银屑病。

用法：将马钱子放入 500 毫升米醋中浸泡 7 天后，用此药醋每日涂患处 2 次，并避风吹、水湿，免情志刺激，忌鱼、虾、牛肉、羊肉、饮茶及刺激性食物。内服药和外用药同时使用，10 天为一疗程，停药观察 5 天，不愈再行第 2 疗程。

方药 41：黄牛皮。

主治：牛皮癣。

用法：用黄牛皮一块，烧存性，加麻油调和，以鹅羽拭患处，百发百中。

方药 42：硫黄适量。

主治：牛皮癣。

用法：选上药取病变局部热水浸浴。每次 20 分钟，每日 1 次，15 次为 1 疗程。

方药 43：撒尔沙根 30 克，茴香 1.5 克，薄荷叶 0.3 克

主治：银屑病。

用法：上药共水煎，作 3 日服，数星期愈。

方药 44：醋精 500 毫升，铜绿 2 克。

主治：银屑病。

用法：铜绿烧红，加入醋精密封备用。外涂患处，4 天 1 次。涂时刮净银屑，使微出血后再涂药。

方药 45：乌梢蛇粉 3 克，当归粉 3 克。

主治：银屑病。

用法：调匀，开水送服，每日 1 剂，连服 1～2 个月。

方药 46：茶叶、芦荟、甘草、醋各适量。

主治：银屑病。

用法：用泡过的茶叶捣烂外敷患处，使角质层软化，用小刀削去角质层，用芦荟、甘草（研末）调醋外搽患处，每日1次。

方药 47：乌梅 2 500 克。

主治：银屑病。

用法：去核，水煎熬成膏，每次 9 克，每日 3 次，加糖适量，开水冲服或直接吞服。

方药 48：皂角刺 500 克，米醋 500 克。

主治：银屑病。

用法：将皂角刺捣烂，加水 3 斤，文火煮 3 小时，去渣，再加入米醋，熬成膏。用时，可用消毒针刺破患处皮肤，涂药膏，1 天 1 次。

方药 49：硫黄 10 克，花椒 10 克，鸡蛋 1 个。

主治：银屑病。

用法：将鸡蛋外壳一端打开，去蛋白留蛋黄。把药装入鸡蛋内混匀，温火焙干后，连同蛋壳一起研成细粉，用食油调匀，外敷患处，每日 3 次。

方药 50：鲜杨梅树第二层皮、云南树根皮、黏人草根各等量。

主治：银屑病。

用法：切碎，煎水至拉成丝状，去渣，文火浓缩成稀浸膏。清除皮肤银屑，洗净后薄薄涂一层药膏，每日 1 次。

方药 51：鲜山楂。

主治：银屑病。

用法：将鲜山楂捣烂取汁，用汁涂搽于患处，每日 3 次。

方药 52：绿豆粉芡 250 克，黑胡椒 7 克，白胡椒 9 克。

主治：牛皮癣久不愈者。

用法：上药研为细面，再用陈醋调为糊状，抹患处，每日 2~3 次。抹前用温水洗净，抹后包扎好，第 2 天洗后再抹，连续 7 天。

方药53：鲜核桃数枚。

主治：牛皮癣。

用法：将上药连皮带骨捣碎如泥，敷患处（初敷有刺痛感），纱布包扎，日换药一次，数日即愈。若治疗时虽有鲜核桃而内壳已硬，可剥取青皮捣碎敷之，疗效不减。

方药54：鲜鸡尾木叶适量与酸糟（用稀饭加酵母发酵4～6天即成）。

主治：牛皮癣、神经性皮炎、慢性湿疹。

用法：将上药共捣烂与5%硫黄粉调匀，外敷（不宜敷到健康皮肤上），过4～8小时除去。敷后如有灼辣痛感，起泡，可用紫药水外涂，或用十大功劳，水煮外洗。

方药55：野棉花全草100克（干品减半），食醋200毫升。

主治：牛皮癣。

用法：上药切碎，用食醋浸泡2天后即可用。取温水洗净患处后，涂搽药液，每日3～4次。每次用药前均应用温水洗净。

方药56：生半夏6克，巴豆皮3克，斑蝥10个。

主治：牛皮癣。

用法：将上述药物研为细面，用生香油调成糨糊状，抹在患处，覆盖一张纸，用布条缠住，两天用一次药，连用3次，患处腐皮就会自行脱落。再服用双酮嗪片和乙双马林，日服各一片，数天之后皮肤可复原色。

方药57：断肠草头（块根）。

主治：顽癣、牛皮癣。

用法：用断肠草头泡酒、醋外搽，或用新鲜全草捣绒包，俟皮肤灼热冒气时，又换新药，连续敷3～4次。

第八章　色素障碍性皮肤病

一、雀　　斑

〔病因概述〕

本病一般认为与日晒有关，多见于女性。其病因中医认为多因火邪郁于经络血分，复感风邪凝滞所致。

〔临床特点〕

好发于面部、颈部及手背部，其斑点小如针尖、大如绿豆，数目不一，颜色呈黑褐色或淡黑色。

本病无自觉症状，冬轻夏重。

〔中医病名〕

雀儿斑，雀子，面皯，面皯黯。

〔效方精萃〕

方药 1：冬瓜 1 只。

主治：雀斑。

用法：刮去皮，切成薄片，取等量白酒和水煮烂，去渣，再将冬瓜汁煎成膏状（忌用铁器）。每晚洗脸后取少许搽于患处，次晨洗去。2 个月后肤色莹洁。

方药 2：桃花、冬瓜子仁等份。

主治：雀斑。

用法：以上共研为末，以蜜调搽。

方药 3：冬瓜仁 150 克，莲子粉 15 克，白芷 9 克。

主治：雀斑。

用法：合研为粉，每日服后用开水冲服 1 汤匙。

方药 4：白矾、石硫黄、白附子各等份。

主治：雀斑。

用法：上药研细末，以醋 1 盏渍 3 日夜，净洗面部之后敷之。

方药 5：白蔹、白石脂等份。

主治：雀斑。

用法：将上药研为细末，鸡蛋清调和，夜卧涂面，旦以井水洗去。

方药 6：云母粉、杏仁各等份。

主治：雀斑。

用法：上药为末，入银器中，以黄牛乳拌，略蒸过，夜卧时涂面，旦以浆水洗之。

方药 7：七月七日取露蜂子。

主治：雀斑。

用法：于漆碗中水酒浸过，滤汁，调胡粉敷之。

方药 8：鸬鹚骨。

主治：雀斑。

用法：烧研，入白芷末，猪脂和，夜涂，旦洗去。

方药 9：安息香酒 1 份，蔷薇花露 40 份。

主治：雀斑。

用法：上药和匀用之，可去斑点。

方药 10：苍耳子。

主治：雀斑。

用法：将上药焙干研末，每次服 3 克，于饭后米汤调下，日服 3 次。

方药 11：木兰皮 500 克，陈年老醋适量。

主治：雀斑。

用法：将木兰皮浸入陈醋中，14 天后取出焙干，捣细为散。每服 3 克，于食后用浆水服下，日服 3 次。

方药 12：绿豆 30 克，赤小豆、百合各 15 克。

主治：雀斑。

用法：上药水煎服。每日常服，可效。

方药 13：荸荠 60 克，肉桂 10 克。

主治：雀斑。

用法：共研细末，每服 3 克，以醋冲服。

方药 14：皂荚子、杏仁各等份。

主治：雀斑。

用法：上药为末，每夜用津唾调涂之。

方药 15：黑牵牛、鸡子清。

主治：雀斑。

用法：黑牵牛末、鸡子清调和，夜敷旦洗。

方药 16：白茯苓、白蜜。

主治：雀斑。

用法：白茯苓研末，加白蜜调和，每夜敷之，7 日见效。

方药 17：白芷、甘菊花各 9 克，珠儿粉 15 克，白果 20 个，红枣 15 个，猪胰 1 个。

主治：雀斑。

用法：甘菊花去梗，珠儿粉研细。上药捣烂拌匀，另外以蜜拌酒酿，顿化，入前药蒸过。每晚搽面，早洗去。

方药 18：茄子 1 个。

主治：雀斑。

用法：切成小片搽面部，可去斑点，效如神。

方药 19：玉兰花瓣、肥皂、皮硝。

主治：雀斑。

用法：上药捣烂为丸。日日洗面时搽面。

方药 20：白醋适量，白术一块。

主治：雀斑。

用法：上药浸白醋 7 天后取白术搽雀斑，天天搽拭，日久可退。

方药 21：白僵蚕、黑丑、细辛各 30 克。

主治：雀斑。

用法：上药细研，共炼蜜为丸如弹子大，每日洗脸，搽之。

方药 22：鲜柿叶 30 克，紫背浮萍 15 克，苏木 10 克。

主治：雀斑。

用法：上药水煎取汁，先熏后洗，每日早晚各一次。

方药 23：糯米 30 粒，生石灰半酒杯，碱面 6 克。

主治：雀斑。

用法：先将碱面用温水溶化，然后倒入石灰内拌成泥状。将每粒糯米嵌入石灰泥内二分之一，再将盛有石灰泥的酒杯倒扣在潮湿的净地上。12 小时后收取上半部熟糯米于另一酒杯内调成药膏。视雀斑大小，用干净缝衣针挑此膏涂在雀斑上。涂上药膏时有痒痛感，10 分钟后可自行消失。用药 3 日内忌用水擦洗点药处，忌用手抠，让其自行脱落。此膏优点是不留斑痕。

二、面部色斑

〔病因概述〕

本病是发生在面部的一种色素沉着性皮肤病，好发于青年女性和孕妇，多由气血不和，肾阳不足，肾水不能上承，忧思抑郁，肝失条畅，痰湿内停，虚火上炎等因素酿成本病。

〔临床特点〕

多发于面部，呈对称性淡褐色至深褐色斑，大小不定，形状不规则，境界清晰，无自觉症状。

〔中医病名〕

本病于中医记载的"黣黯""面黑皯""面皯""面黣疮""面尘""鼃黑斑""鼃黑黣黯""肝斑"相类似。俗称"妊娠斑""蝴蝶斑"。

〔效方精萃〕

方药1：白羊乳2 000毫升，羊胰2具，甘草60克。

主治：面黣。

用法：羊胰水浸去汁细擘，甘草为末。上3味相和一宿。用时，先以醋浆洗面，生布拭之，夜敷药两遍，明旦以猪蹄汤洗去。

方药2：白术适量。

主治：黣黯。

用法：用酸醋煎煮，每日外搽。

方药3：苍耳叶适量。

主治：黣黯。

用法：焙干研末，米汤送服，每日3次，连用1个月。

方药4：续随子适量。

主治：黣黯。

用法：续随子熟时破坏之，以其涂上。

方药5：露蜂房1个。

主治：黄褐斑。

用法：将上药置于漆杯中渍，取其汁重滤绞之，和胡粉涂之。

方药 6：密陀僧 20 克。

主治：黄褐斑。

用法：将上药研为极细末，每晚取少许，用人乳调之敷于患处。

方药 7：白僵蚕、白牵牛等份。

主治：黄褐斑（黱黯，蝴蝶斑）。

用法：上二药共研为末，用蜜调搽。

方药 8：白酒 500 克，鸡蛋 7 枚。

主治：黄褐斑。

用法：将鸡蛋放入白酒中，密封 7 日，每天用 1 枚，去壳捣烂如泥，外涂患处，连用 1 周。

方药 9：嫩柿树叶 50 克。

主治：黄褐斑（妊娠斑）。

用法：将柿树叶晒干研细面，与等量凡士林油调匀，成雪花膏状。每日睡前搽于患处，早起洗去。一般连搽半月至 1 月，斑即消退。

方药 10：土茯苓 100 克。

主治：黄褐斑（妊娠斑）。

用法：上药水煎服，煎 2 遍混合后分 3 次服。每 2 日 1 剂，5 剂为 1 疗程。

备注：一般治疗可用 1～3 个疗程，治疗期间，应注意避免日晒。

方药 11：益母草灰适量。

主治：黄褐斑。

用法：上药以醋和为团，以炭火煅 7 次之后，入乳钵中研细，用蜜和均匀，入盒中，每至临卧时，先以浆水洗，后涂之。

方药 12：鸡蛋、醋。

主治：黄褐斑（黱黯，蝴蝶斑）。

用法：将鸡蛋醋浸 7 日，每晚用蛋白涂之。

方药 13：羊奶 2000 毫升，羊胰（水浸去汁细切）2 具，甘草末 60 克。

主治：黄褐斑。

用法：上 3 味混合 12 小时，先以白醋洗面，毛巾擦干后，临睡前，面部患处涂以上药液两遍，翌晨用猪蹄煎汤，洗去。反复数日，即愈。

方药 14：牡蛎 90 克，土瓜根 30 克。

主治：黸黯面皱。

用法：上二味药末，白蜜和之。夜后取涂面，且以温浆水洗之，宜慎风日。

方药 15：覆盆子 500 克。

主治：黸黯。

用法：将覆盆子研末，每次服 10 克，每日 1 次，白酒送下。久服用之，可以令人颜面细腻光滑。

方药 16：桑树耳 500 克。

主治：黸黯。

用法：将桑树耳焙黄后研成末，饭后以热汤调服 3 克。治面上黑斑，1 月可愈。

方药 17：白瓜仁 150 克，桃花 120 克，白杨皮 60 克。

主治：黸黯。

用法：上药共研为细粉，饭后米汤调服 3 克。脸欲白加重白瓜仁；脸欲红加重桃花。服后 30 天面始白，50 天手足俱白。

方药 18：葳蕤 500 克。

主治：黸黯。

用法：取葳蕤 10 克泡茶，久服，治面上黑黸，令皮肤红润如桃花。

方药 19：冬瓜仁 500 克。

主治：黸黯。

用法：将冬瓜仁去壳捣为末，或连瓤叶共捣，为蜜丸如绿豆大。每次空腹服 30 丸，每日服 2 次。常服去黚黯，人面白皙如玉。若用仁研细入雪花膏内，作面脂搽脸，亦可以令人脸面润泽。

方药 20：蜂蜜 2500 毫升。

主治：黚黯。

用法：将蜜煎熬去蜡，瓶装冷藏。每服 1 汤匙，开水冲服，每日 2 次。久服令人面如桃花，且可治疗慢性便秘。

方药 21：桃花 500 克，白酒 1000 毫升。

主治：黚黯。

用法：将桃花浸入酒内，适量饮之，常饮颜面滋润，悦泽人面。

方药 22：七月采莲花、八月采莲根、九月采莲实各 500 克。

主治：黚黯。

用法：上药阴干，捣筛为粉，每服 10 克。每日 1 次，温酒调服，久服驻颜。

方药 23：嫩桑枝 500 克。

主治：黚黯。

用法：将桑枝阴干，研细粉，蜂蜜为丸如梧子大，每次酒下 60 丸，每日 1 次。本方有养血胜湿之功，久服可令面黑变白。

方药 24：半夏 100 克。

主治：黚黯。

用法：将半夏焙焦存性研细粉，加醋涂面。治脸上黑气，久用有效。

方药 25：枸杞子 2500 克，生地黄 1500 克。

主治：黚黯。

用法：上药为末，每次服 10 克，以酒送下，每日服 3 次。本方有滋肾填精之功，久服或为丸久服之，不仅可以治面黚黯，而且可治白发，令返童颜。

方药 26：土蜂子（成头翘者）250 克。

主治：黯黵。

用法：将蜂子以油炒食，每次服 10 克，每日 1 次。并以酒浸捣烂敷面，可令面黑转白。

方药 27：木兰皮 500 克。

主治：黯黵。

用法：将木兰皮细切，以 3 年醋浆渍之百日，晒干捣末，每次服用 5 克，开水送下。每日 3 次，治面上黯黵甚效。

方药 28：栀子仁 500 克。

主治：黯黵。

用法：将栀子以酒渍 7 日，晒干研末，每服 5 克，每日 1 次。有清火散血郁之效，治面黯效果良验。

方药 29：牡蛎 500 克。

主治：黯黵。

用法：将牡蛎研末，以蜜炼为丸如绿豆大，每服 20 丸，日服 2 次。3 个月以后，可使面白肤润。

方药 30：枸杞子、山萸肉各 500 克。

主治：黯黵。

用法：上两药泡酒，适量常饮，既可去面上皯疱，又有补肾壮阳之功，对于治男人阳痿颇验。

方药 31：甘松 300 克，白芷 200 克。

主治：黯黵。

用法：上药共研细粉，每次服 5 克，每日服 2 次，连服 3 个月为 1 疗程。本方有疏肝疏络行气之功，故治面生黑斑颇验。

方药 32：茯苓、冬葵子、柏子仁各 300 克。

主治：黯黵。

用法：将上药共研细粉，每次服用 5 克，每日 2 次，连续服用 3 个月为 1 疗程。治面上黑色，效果良好。

方药 33：羊胆 3 个，猪胰 1 具，细辛 20 克。

主治：黣黯。

用法：上药加水适量，同煎 3 沸，去滓取汁涂面，旦以浆水洗去。治产妇面如雀卵色，1 月后乃效。

方药 34：白僵蚕 100 克。

主治：黣黯。

用法：将僵蚕研末，水和搽面，日日用之，治面上黑黣尤妙。

方药 35：无患子 500 克。

主治：黣黯。

用法：将无患子连皮肉捣烂，入白面和丸，如弹子大。用时以水化开洗面，去垢及黣甚良。

方药 36：夏枯草、红豆各 500 克。

主治：黣黯。

用法：将夏枯草炒焦存性，入红豆同研为粉，日取 10 克，化水洗面，去面上黑色，久用乃效。

方药 37：天门冬 500 克。

主治：黣黯。

用法：将天门冬曝干，以蜜捣作丸如鸽蛋大。据《圣济总录》的记载，日用洗面，面黑令白。

方药 38：香附子、甘松各 120 克，黑牵牛 250 克。

主治：黣黯。

用法：上药研末洗面，日日用之，1 月为期。据《妇人良方》载，治疗妇人面上黣风痛，疗效甚佳。

方药 39：鸡子 1 只，金华胭脂、硇砂各少许。

主治：黣黯。

用法：将鸡子开孔，去黄留白，入胭脂及硇砂，纸封，与母鸡抱之，俟它卵抱出，取之涂面。

方药 40：杏仁 50 克。

主治：黣黯。

用法：将杏仁去皮捣烂，以鸡子白调涂面上，夜涂旦以暖酒洗去，除面上䵟皰，不过数次效。

方药 41：苦酒 1000 毫升。

主治：䵟黵。

用法：将苦酒渍于三分之一水中，瓶装。常取拭面，治面黵雀斑甚佳。

方药 42：栝蒌瓤 90 克，杏仁 30 克，猪胰 1 具。

主治：䵟黵。

用法：上药共捣研如膏，每夜涂面旦洗去。据《圣济总录》记载，本方使用 1 月后，可以令人面由黑转白而光润，而且冬月面皮亦不皱。

方药 43：黑牵牛 50 克。

主治：䵟黵。

用法：将牵牛为末，加鸡子白调涂面上，夜涂旦洗。据《摘玄方》记载，本方治疗雀斑甚验。

方药 44：白茯苓、皂荚子、杏仁各 100 克。

主治：䵟黵。

用法：上药研粉，加蜜调匀涂面，日日用之，治面上黑气，颜洁如玉。

方药 45：白僵蚕、白牵牛、石膏各 50 克。

主治：䵟黵。

用法：上药分研为细粉，以蜜调匀擦面，日用 1 次，久之，令面除黑点，颜色红润。

方药 46：桃花、冬瓜仁（去壳）各 50 克。

主治：䵟黵。

用法：上药共研为末，加白蜜调匀涂面，可去雀斑。亦有以桃花研末加鸡血和匀涂之，令身面鲜洁光华。

方药 47：土瓜根 500 克。

主治：䵟黵。

用法：将土瓜根研末，调面脂涂面，日日用之，3 月后，令面黑去除。

方药48：白附子50克。

主治：黯黵。

用法：将白附子为末，以白蜜调匀摊纸上，临卧时浆水洗面，贴纸于患处，久久面上黯黵自落。

方药49：干柿。

主治：面黯。

用法：生柿晒干，日日食之。

方药50：云母粉30克，杏仁30克。

主治：黯黵斑点，兼去瘢痕。

用法：杏仁汤浸去皮尖。上药细研，入银器中，以黄牛乳拌，略蒸过。夜卧时涂面，旦以浆水洗去。

方药51：鸡子1枚，丹砂60克。

主治：去面上黯黵。

用法：鸡子穿去其黄，丹砂末之。丹砂末内鸡子中，封固口，安白鸡腹下伏之，候鸡皱出，即取之。敷面。

方药52：白旃檀、鹰屎白。

主治：面上黯黵。

用法：水研白旃檀，取汁令浓；鹰屎白研末。夜以暖浆水洗面，以生布揩䐃子令赤痛，以白旃檀汁涂之，旦以暖浆水洗之，仍以鹰屎白粉其上。

方药53：桃花、杏花各适量。

主治：黯黵斑点，兼去瘢痕。

用法：上药东流水浸7日，相次洗面三七遍。

方药54：杏仁（去皮）、滑石、轻粉各等份。

主治：身面赘疣、面黑不净、黄褐斑。

用法：为细末，蒸过，入龙脑、麝香各少许，以鸡子清调匀。早起洗面后敷之。

三、痣

〔**病因概述**〕

痣是皮肤色素增生而形成。

〔**临床特点**〕

身体任何部位均可发生，如面部、躯干和四肢等处，呈褐色或黑色，单个或多个发生。有平滑、隆起的；有坚硬、柔软的；有的表面有毛，有的表面粗糙呈乳头状。

〔**中医病名**〕

黑子，黑痣。

〔**效方精萃**〕

方药 1：藜芦。

主治：痣。

用法：藜芦末 150 克，水一大碗，淋汁铜器内，煮成膏。以针微刺破点之，不过 3 次，即效。

方药 2：幼鼠、石灰。

主治：面上痣。

用法：小鼠子红皮尚未生毛者，石灰和，捣极烂，阴干，临用时以水润湿点痣上，其痣自落。

方药 3：稻柴心一条。

主治：痣。

用法：可用稻柴心一条，向火焚之，即卷作团形，再用针挑破痣。将此灰涂上，略作痛，痂落后，泯然无踪。

方药 4：皮硝、胆矾、五倍子各 15 克。

主治：面上黑痣。

用法：煎浓汁，以笔蘸点痣，自落。

方药5：生藜芦灰，生姜灰各500克，生灰250克。

主治：黑痣。

用法：合调，蒸令气溜，取锅中汤1000毫升。从药上淋取汁，于铁器中煎减半，更猛火煎，以鸡羽搅时即断为药成。先令患处皮小破，以药点之。

方药6：火灰、白川米、碱水。

主治：黑痣。

用法：上药用成块火灰以碱水调稠，将白川米插入灰内，留半米在外，片时许，候米熟用米点痣上。落后以珍珠散干搽。

方药7：杏仁（去皮，捣）、鸡蛋白。

主治：黑痣。

用法：上二味药和匀，夜卧时涂于痣上。第二天早晨以温酒洗之。

方药8：矿子石灰15克。

主治：黑痣。

用法：上药为末，浓碱水大半茶盅浸之，以碱水高灰二指为度。取糯米50粒，撒于灰上，如碱水浸干，陆续添之。泡1日1夜（冬月两日一夜），将米取出，捣烂成膏。先以线针拨破痣，挑少许药点之，点多恐伤好肉。

方药9：糯米百粒，石灰拇指大一块，巴豆3粒（去壳研）。

主治：黑痣。

用法：上药入瓷瓶，同窨3日，以竹签挑粟粒大小点上，自然脱落。

方药10：水蛭1条、鸡蛋1枚。

主治：黑痣。

用法：开鸡蛋小头，纳水蛭，以皮儿盖合封之，直至水蛭食尽鸡清，干尽自死，频点痣上。

方药 11：氢氧化钾 3 克，糯米 26 克，蒸馏水 10 毫升。

主治：黑痣。

用法：先将氢氧化钾放入瓶中，加糯米，再兑入蒸馏水，静置 12 小时后呈糊糊状。取少许滴在痣面上，呈露水珠样，10 分钟待干，痣呈灰黑色，边变白，5 ~ 8 天自然脱落。

方药 12：李子仁、鸡蛋清适量。

主治：黑痣。

用法：将李子仁去皮，焙干，研为细末，以鸡蛋清调匀，临卧时涂面，次晨以温水洗去。

方药 13：白旃檀、鹰屎白。

主治：面上黡子黑痣。

用法：本方在使用前应先磨取白檀香汁，具体做法是找一块坚硬而粗糙的石头，一面必须比较平整，然后用白檀香蘸了水在石上磨，磨出来的汁收起来就可应用；或者将白檀香研成细末，放入研钵中，加水适量研匀。另将鹰屎白研成细末。每天晚上先用温浆水洗脸，然后用一片粗糙的布片揩擦患处，等到患处发红微痛，就涂上浓浓的一层白檀香汁，第二天早晨起来，用温浆水洗涤患处，敷上鹰屎白粉，这样连续使用一个时期，就会获效。

方药 14：蔓菁子 50 克。

主治：面上黑痣。

用法：将蔓菁子研末，入面脂调涂。治面黡痣点皆效。

方药 15：麻油 500 毫升，血余鸡子大，白蜡 60 克。

主治：面上黑痣。

用法：将血余以文火炸化去渣，下火入白蜡熔化，候温用棉纸剪块 3 张，张张于油蜡内蘸之，贴于瓷器帮上，用时揭单张贴患处，日换 8 ~ 9 次，有定痛去腐生肌之功用。本方去痣其效甚速，切勿忽视之。点药后痣落不留瘢痕尤良。

方药 16：石灰、桑条灰各 25 克。

主治：面上黑痣。

用法：上药之桑条于寒食节前取之，烧灰淋汁，入石灰熬膏，以自身唾液（石灰水亦可）调匀，点痣自落。

四、白癜风

〔病因概述〕

本病是因皮肤色素脱失而发生在皮肤上的局限性或泛白性白色斑片，有遗传、自体免疫和神经等因素所致，可泛发全身各部。

〔临床特点〕

皮损边界清楚，大小不等，呈圆形或椭圆形，及不规则形，表面光滑，无痛无痒，病程慢而时间长。

〔中医病名〕

与中医"白驳风"相类似。

〔效方精萃〕

方药1：白蒺藜2 000克。

主治：白癜风。

用法：将白蒺藜筛选干净，置容器内加入适量的水煎煮，煎取2次过滤，浓缩至1/10左右。取上述浸膏加入1∶4量的糖粉，搅拌成湿度适宜的软材，用颗粒机制或人工制成颗粒。在60～80℃温度下进行干燥，再过12～16目筛，使颗粒均匀整齐。用塑料袋分剂量包装，每袋30克。日服2次，每次1/2袋，温开水冲服。

备注：血压偏低及孕妇慎用。

方药2：马齿苋20克（鲜品加倍），红糖10克，醋70毫升。

主治：白癜风。

用法：上药混合后煮沸，过滤，置有色瓶内备用。或将马齿苋洗净，切碎，捣烂，用纱布包好，拧出汁液，瓶装备用（每100毫升加硼酸2克，使pH保持在5.1，可久贮使用）。以棉签蘸药液涂患部，每日1~2次（最好在晚上睡前涂1次）。配合患部日光浴，从每天10分钟开始，逐日增加，至每天1~2小时。

方药3：补骨脂1000克，菟丝子300克。

主治：白癜风。

用法：将上药共研成粗粉之后，以75%酒精4000毫升浸泡7天，过滤，装瓶备用。以棉签蘸药液搽于白斑处，早、晚各1次。白天搽药后，在日光下照晒，开始晒5分钟。待适应后，逐渐增加至20分钟。有条件者，可用紫外线照射（时间同日光晒）。如果局部出现水泡可暂停用药，不需处理，待自行吸收以后，继续搽药。

方药4：硫黄9克，密陀僧9克。

主治：白癜风。

用法：将上药研极细末，以茄蒂蘸药末在患处反复擦之，直到皮肤发红为度，但不应将皮肤擦破。每日1次，连用7~10日为1疗程。

备注：上药有毒，不能内服，不能入目。用药期间忌服辛辣及其他一切刺激性食物。

方药5：铜绿、硫黄、白冰糖各15克。

主治：白癜风。

用法：共为细面，每逢出汗时搽之，以愈为度。

方药6：大蒜。

主治：白癜风经久不愈。

用法：用刀将大蒜瓣一剖为二，用剖面在患处来回搓擦一分钟左右，每日2~3次。此法对新生白癜风疗效良好，一般用大蒜搓擦20天左右即愈。如果患处已有数年病史，用此法亦可控制不再发展。面积大的白斑，可增加治疗时间和次数，并在擦大蒜时把搓擦面扩大到白斑外一厘米的范围，方能控制患处不再发展，并可使皮肤色素改善。

方药7：马齿苋适量。

主治：白癜风。

用法：上药洗净、切碎、捣烂，用纱布包好，挤出液汁，每100毫升液汁中，加入硼酸2克，使用时用棉签蘸药汁少许涂患部，每日早晚各涂1次；配合患部日光浴，从每天10分钟开始，逐渐增加至每天1～2小时，6个月为1疗程。

方药8：苦参、盐各一份。

主治：白癜风。

用法：为末，酒煎成膏。用时以布揩患处令赤，涂之。

方药9：石硫黄、墨各45克。

主治：白癜风、皮肤毛发斑白。

用法：上药为细末，醋调成膏。先用布揩患处令赤，后涂之。

方药10：炮甲珠30克，轻粉1克，水银30克。

主治：白癜风。

用法：炮甲珠、轻粉共研细末，加水银调匀，再加麻油适量，外搽患处，每日搽2～4次。

方药11：白矾、石硫黄各15克。

主治：白癜风。

用法：为细末，米醋调为膏，涂患处。

方药12：小麦。

主治：白癜风。

用法：用小麦摊石上，烧铁器，压出油来搽患处，甚效。

方药13：海螵蛸40克，硫黄30克，蛇皮20克。

主治：白癜风。

用法：上药共研细粉，用时以醋和姜汁调匀，涂搽患处，每日1次。日日用之，治白驳风效果良好。

方药 14：补骨脂 30 克，95% 酒精 100 毫升。

主治：白癜风经久不愈。

用法：补骨脂研细，浸于 95% 酒精中，7 天后，用 3 层纱布滤去药渣，煮沸浓缩，涂患处。每日涂 2 次，涂药后患处晒太阳 30 分钟。

方药 15：猪肝（煮熟）1 具，炒沙苑蒺藜（研细末）60 克。

主治：白癜风。

用法：熟猪肝切小片蘸药面吃，1 月服完。

方药 16：补骨脂 30 克，防风 10 克，前胡 20 克。

主治：白癜风。

用法：先将补骨脂、前胡浸泡于 75% 酒精 100 毫升中，另取防风 10 克置于 50 毫升氯仿中，各用蜜浸泡 7 天，用 2~3 层纱布过滤，去渣取滤液，装瓶避光，备用。涂擦患处，每日 2 次。

方药 17：防风、密陀僧、枯矾各等份。

主治：白癜风。

用法：用鲜黄瓜切片，蘸药面搽患处，数次即愈。

方药 18：布谷子 25 克，酒精约为布谷子容量的 2~3 倍。

主治：白癜风

用法：将布谷子压碎后放入酒精液里封好，浸泡一星期后备用。用时把药液涂于患处，一天数次，几天后白癜风可自行消除。

方药 19：鲜白蓼花（即水红花）5000 克。

主治：白癜风。

用法：上药加净水 40 千克，煎煮 3 小时后过滤取汁，再煎煮浓缩至 2.5 公斤成膏，加入等量蜂蜜，备用。每次服 6 克，日服 2 次。

方药 20：黄升 250 克，硫黄 500 克。

主治：白癜风。

用法：上药研细末，用镇江醋调搽，随用随调。

方药21：肉桂30克，补骨脂90克。

主治：白癜风。

用法：上药以水酒各半混匀后浸药，1周后外搽。

方药22：牛胎盘1具，黄酒适量。

主治：白癜风。

用法：将牛胎盘洗净，用瓦焙干存性，将其研为细末，黄酒送服。

方药23：猪胰1个。

主治：白癜风

用法：将其放入酒内浸泡1小时，然后取出放在米饭上蒸熟食之，连续吃10个。

方药24：苍耳茎、叶、子各等量。

主治：白癜风。

用法：上药晒干研末，炼蜜为丸，每服3克，日3次。

方药25：豨莶草不拘多少。

主治：白癜风。

用法：上药用米酒拌，九蒸九晒，研成细末。炼蜜为丸如桐子大，每服5克，日2次。

方药26：柏子仁30克，豆油60克。

主治：白癜风。

用法：用砂锅将油烧热，入柏子熬枯去渣过滤，将药油搽患处。

方药27：白芷6克，雄黄6克。

主治：白癜风。

用法：共研为细末，用白茄子蒂蘸药末搽患处。

方药28：乌蛇200克，天麻300克，白酒1000毫升。

主治：白（赤）癜风。

用法：将乌蛇、天麻共浸酒半月，每次服酒半杯，每日服2次，愈乃止。本方治疗白癜风、汗斑最验。

方药 29：枯矾、防风等量。

主治：白癜风。

用法：共为细面备用。用时，以鲜黄瓜片蘸药面擦患处。

方药 30：硫黄 10 克，宫粉 20 克。

主治：白癜风。

用法：上药共研成细粉，以鸡子白调匀，每日搽患处 1 次。久用之，对于治疗紫白癜风有良效。

方药 31：黄连、川椒等份（研细末）。

主治：白癜风。

用法：用酒精浸搽。

方药 32：刺蒺藜 6~9 克，苍耳子 5~15 克。

主治：白癜风。

用法：水煎服。日两次。

方药 33：鳗鱼油适量。

主治：白癜风。

用法：将鳗鱼油加温后搽患处，每日 2 次，每次 3 分钟。

方药 34：杏仁 100 克，白芨 50 克，薰陆香 20 克。

主治：白癜风。

用法：上药分研为粉，每晚睡前以棉球蘸药干搽患处，令白癜见红，久搽乃效。

方药 35：硫黄、密陀僧、轻粉各 3 克，麝香 0.015 克。

主治：白癜风（又叫白驳风）。

用法：共研成细末，用清水加姜汁数滴调匀，外搽患处，每日 4~6 次。

方药 36：细辛 6 克、白芷、雄黄各 3 克。

主治：白癜风。

用法：将上药共研细末，用醋调匀外搽。

方药 37：鲜黄瓜、硼砂各适量。

主治：白癜风。

用法：先将硼砂研细面，再将鲜黄瓜切断蘸硼砂搽患处，

1日3次。

方药38：博落回、白芷、酒精各适量。

主治：白癜风。

用法：前2味用酒精浸泡数天，取酒精用力涂搽患处，1日数次。

方药39：乌梅60克，补骨脂30克，毛姜10克。

主治：白癜风。

用法：取上药各1份入80%～85%酒精中，浸泡两周，过滤去渣，备用。用时以棉花或纱布蘸药液均匀地涂搽于患处，直到局部皮肤发热为止，每日次数不限。

方药40：新鲜橄榄核数个，鸡蛋油适量。

主治：白癜风。

用法：橄榄核烧灰，用鸡蛋油调之，外敷患处，每日2次。

方药41：生大黄150克，甘油、酒各少许。

主治：白癜风。

用法：生大黄研末，加甘油少许，酒调为糊状，外搽患处，每日2次。

方药42：鸡蛋6个，冰片2克。

主治：白癜风。

用法：将鸡蛋煮熟，去壳及蛋白。将蛋黄切片，锅内慢火炒焦出油，取蛋油蘸调冰片，外涂患处，每日2次。

方药43：蒺藜200克，牙皂300克。

主治：白癜风。

用法：上药将蒺藜研粉，牙皂烧灰，混合，每次取10克，以酒送下，每日3次。连服3月，白癜风可瘥。

方药44：嫩桑枝、益母草各500克，枳壳200克。

主治：白癜风（内服方）。

用法：上药共煎熬为浓汁，以胡麻油、白酒收膏，每次服1汤匙，日3服。治疗紫白癜风，以愈为止。

方药 45：乌贼骨 60 克，硫黄 30 克。

主治：白癜风。

用法：将上药中的硫黄以醋煮 1 日，同乌贼骨共为细粉。用时需先浴身，后以鲜姜片蘸药热搽患处，反复多次，见皮肤潮红。日日用之，治紫白癜风可断根。

方药 46：蜣螂 5 只，鲜鱼 1 条。

主治：白癜风。

用法：上药共捣烂，用时加蒜汁、姜汁，调涂患处，夜涂旦洗去，每日 1 次。治赤疵、白驳风，半月可效。

方药 47：蒺藜 50 克，陈小麦 100 克。

主治：白癜风。

用法：上药将蒺藜研粉，小麦烧灰，共和匀，以猪脂调涂患处，隔日 1 次，治白癜风、汗斑，愈乃止。

方药 48：海螵蛸 40 克，硫黄 30 克，蛇皮 20 克。

主治：白癜风。

用法：上药共研细粉，用时以醋和姜汁调匀，涂搽患处，夜涂旦洗去，每日 1 次。治亦疵、白驳风，半月可效。

方药 49：茵陈 50 克，防己、浮萍各 30 克。

主治：白癜风。

用法：将上药煎水沐浴，浴后以醋磨知母涂于患处，隔日 1 次。治疗白癜风、汗斑，以愈为度。

方药 50：砒霜 2 克，鸡卵 1 枚，绿豆末 3 克。

主治：白癜风。

用法：上药先将砒霜与绿豆末同研，后取生鸡卵浸醋一宿，用针刺小孔，滴蛋清以和两药，涂搽皮肤令潮红，连用 7 日，治紫白癜风可效。

方药 51：乌梢蛇 30 克。

主治：白癜风。

用法：上药将乌梢蛇干燥为末，每次服 6 克，每日服 1 次，温酒送下。治疗白癜风、疬疡风，以愈为度。

方药52：白花蛇1条，蛇梢50克，防风100克。

主治：白（赤）癜风。

用法：上药将白花蛇以酒浸渍半月，取蛇研末，再将另两药分别研末，混合3药，每次以蛇酒送下3克，每日服2次。治疗白癜风、汗斑皆效。

方药53：三季红叶粉20克。

主治：白癜风。

用法：上药浸于95％酒精100毫升中，1周后过滤，贮存备用。用棉花蘸药涂搽患处，每日日光浴前后各涂1次，无日光浴也照常涂用，女人外阴部忌用。同时，每天进行日光浴1~2次，每次从5分钟开始，逐渐增至4小时为止。还可根据患者情况，适当配合应用一些中草药及谷维素、硫酸亚铁等药物内服。

第九章　毛发疾病

一、脱　　发

〔病因概述〕

本病多由肾虚、血虚，不能上荣于毛发，或因血热风燥、湿热上蒸，导致毛发失养。

〔临床特点〕

头发稀疏渐落，枯燥无泽，细软发黄。脱发区多在额顶、发前缘及额部两侧。本病可骤然发生，也可局限斑状脱落或者全发脱落。临床上可分为脂溢性脱发、先天性脱发、症状性脱发、男性型秃发等不同类型。

〔中医病名〕

发蛀脱发，秃发。

〔效方精萃〕

方药 1：柏枝（干者）、椒红、半夏各 90 克。

主治：脱发。

用法：上药㕮咀，用水 500 毫升，煎至 250 毫升，入蜜少许，再煎一二沸。每用时入生姜汁少许，调匀，搽无发处，每日两次。

方药 2：白矾、郁金各等份。

主治：脱发。

用法：将白矾、郁金制成丸，每次 4～5 克，1 日 2 次。

方药 3：食盐 15 克。

主治：脱发。

用法：将食盐加入 1 500 毫升温开水，搅拌均匀洗头，每周 1～2 次。此法长期应用，可防止脱发。

方药 4：榧子 3 枚，胡桃 2 个，侧柏叶 30 克。

主治：脱发（肾虚型）。

用法：上药共捣浸雪水梳头，其发永不脱落，而且光润。

方药 5：侧柏叶。

主治：妇女秃发。

用法：侧柏叶阴干研细，以香油浸之，每朝蘸刷头，头生发月黑。洗头发用猪胆汁入汤沐发，洁净而且光润。

方药 6：车前草、米醋。

主治：脱发。

用法：将车前草全草焙成炭，浸入米醋，1 周后，用该药外涂患处，每天 2～3 次。

方药 7：黑牛胆 1 个，槐豆适量。

主治：脱发。

用法：将槐豆装入牛胆内装满，胆汁浸透槐豆即可，每次 9 克，每日 3 次，内服。

方药 8：侧柏叶 240 克（焙干），当归（全身）120 克。

主治：头发脱落。

用法：上药忌铁器，为末，水糊为丸如梧桐子大。每服 50～70 丸，早、晚各一服，黄酒、盐汤任下。

方药 9：芝麻花 60 克，鸡冠花 60 克，樟脑 1.5 克，白酒 500 克。

主治：神经性脱发。

用法：将芝麻花、鸡冠花撕碎，然后浸泡入酒内，密封，

15 天后过滤，再将樟脑入药酒中，使之溶化，备用。以药棉蘸药酒，涂搽脱发区，每日搽 3～4 次。

方药 10：芝麻梗、清明柳（清明节采的柳枝嫩叶）各 90～120 克。

主治：脂溢性脱发。

用法：煎汤洗发并摩擦头皮，连用 1～7 日。

方药 11：冬虫夏草 60 克，白酒 200 克。

主治：圆形脱发、脂溢性脱发。

用法：将药泡入酒内，7 日后备用。用牙刷蘸酒外搽患处 1～3 分钟，早晚各 1 次。

方药 12：猪苦胆 1 个。

主治：脂溢性脱发久不愈。

用法：猪苦胆汁倒入半面盆温水中，搅拌后洗头或洗患处。把油脂状鳞屑清除干净，再用清水冲洗。每天 1 次，本方特别适宜于小儿脂溢性皮炎。

方药 13：活蜈蚣 3 条。

主治：发蛀脱发。

用法：将活蜈蚣用菜油浸 3～4 天。先取生木片汤洗发，洗后，以蜈蚣油涂头至愈止。

方药 14：代赭石。

主治：秃发。

用法：将代赭石研为细面，每日早晚各服 3 克，白开水送服，连服 2～3 个月。

方药 15：枸杞子 15 克，大米 50 克。

主治：脱发。

用法：将枸杞子、大米洗净，放砂锅中煮成粥。食用。

方药 16：何首乌 30 克，白米（大米）50 克，冰糖适量。

主治：脱发久不愈。

用法：将何首乌放入砂锅中煎取浓汁后去药渣，然后放入大米和冰糖，将米煮成粥即成。食用上述粥。

方药 17：野蔷薇嫩枝 100 克，猢狲姜 50 克。

主治：脱发。

用法：上药水煎百沸，取汁刷头，治病后发脱尤良。

方药 18：莴苣子、猢狲姜各 100 克。

主治：脱发。

用法：上药为末，先以竹刀刮损不生发的疬疮疤上，后以此药搽之，以生发为度。

方药 19：垂柳叶 500 克，生姜汁 100 毫升。

主治：脱发。

用法：将垂柳叶阴干为末，加姜汁于铁器捣匀，取药液摩搽患处。《圣惠方》用治脱眉，其生眉效果颇佳。

方药 20：桑叶、麻叶各 500 克。

主治：脱发。

用法：上药以米泔水煮百沸，取水浴发。《千金方》云："此方治头发脱落，常用不辍，毛发渐生"。

方药 21：蜀椒 500 克，生半夏、骨碎补各 250 克。

主治：脱发。

用法：上药研粗末，以白酒浸渍 7 日后，外用涂搽患处，每日 3 次。治疗脱发，以发生为止。

方药 22：生铁 100 克，腊猪脂 500 克。

主治：脱发。

用法：将生铁入猪脂内煮 3 沸，先以醋泔洗净患处，布揩令热，然后油涂。据《千金翼方》云，涂后毛发遍生。

方药 23：生半夏、生姜各 300 克，麻油 1000 克。

主治：脱发。

用法：上药研末，以麻油浸渍半月，用时先以姜片数搽患处，后用药油涂之，每日 1 次，连用 3 个月，脱落眉发即生。

方药 24：石灰 1500 克，白酒 1500 克。

主治：脱发。

用法：将石灰以水拌炒焦，用白酒浸之，半月后去滓，每次饮酒 10 毫升，每日 1 次。久之，令酒气相接，则新发更生。

方药 25：蓖麻子 2500 克。

主治：脱发。

用法：将蓖麻子加水榨汁瓶贮。每取其汁半酒杯入米煮粥，频食之，发落自生。

方药 26：白矾 300 克。

主治：脱发。

用法：将白矾烧研蒸饼为丸梧子大。每日空腹温水下 7 丸，日加 1 丸，至 49 日，减 1 丸，周而复始，治眉毛脱落，以愈为度。

方药 27：当归、柏子仁各 500 克。

主治：脱发。

用法：上药共研细粉，水和蜂蜜为丸，如梧子大。每饭后服 6～10 克，每日 3 次，1 月为 1 疗程。

二、斑　秃

〔病因概述〕

本病由于血热内蕴，热极生风，风动则发脱；或因脾胃虚弱，气血亏虚，肝肾不足，使腠理不密，玄府不固，风邪乘隙外袭，发失所养；或因瘀血阻络，新血不生，血不养发；或因情志抑郁，肝气郁结，过度劳累，心气乃伤，气滞血瘀，发失所养所致。

〔临床特点〕

头发呈斑片状脱落，脱发呈圆形、椭圆形或不规则形，脱发处无炎症，无任何自觉症状。有些患者病情发展可至全秃。

〔中医病名〕

本病属中医学之"鬼剃头""油风"等范畴。

〔效方精萃〕

方药1：生姜6克，生半夏（研末）15克。

主治：斑秃（气血亏虚型）。

用法：先将生姜搓患部1分钟，稍停，再搓1~2分钟，然后用生半夏细末调香油涂搓之，连续应用一个时期，有刺激皮肤生长头发之效。

方药2：斑蝥10克，百部酒100毫升。

主治：斑秃。

用法：浸泡后外搓患部。

方药3：桐子核15克。

主治：斑秃。

用法：开水浸泡，每日搓2~3次患处。

方药4：老姜数片。

主治：秃发。

用法：将其浸入高粱酒内2~3日，即以姜常搓患处，半月后头发即可再生。

方药5：毛姜30克，闹羊花5克，白酒60克。

主治：斑秃。

用法：取前二味浸泡于酒中5天，将药酒外搓患处，每日1~2次。（闹羊花有毒，严禁入口）。

方药6：何首乌、当归、柏子仁各等份。

主治：斑秃。

用法：将上药烘干后研细粉，过80~100目筛，加蜜制成丸，每丸重9克。每日服3次，每次服1丸。

方药7：枣树枝条10枝。

主治：斑秃经久不愈。

用法：用鲜嫩枣树枝条 10 枝捆成束，将一头用火燃烧，使另一头有油汁滴下，装入干净瓶中备用。先用清洁的温水洗头，擦干，然后用生姜反复搽脱发区，至皮肤发红，再用枣树枝汁涂搽在脱发处，每日 3～4 次，一周左右可生长毛发，月余而有显效。

方药 8：旱莲草 20 克。

主治：斑秃。

用法：用清水将旱莲草（鲜品量加倍）洗净，加热蒸 20 分钟，取出候冷，放入 75% 酒精 200 毫升内浸泡（冬春浸 3 日，夏秋浸 2 日），然后过滤去渣，即成咖啡样酊剂，瓶装备用。先用棉签蘸上药液涂搽患处，待干后用七星针如鸡啄米样在脱发区上连续轻轻叩打。手法宜均匀，不宜忽快忽慢，忽轻忽重，针尖平起平落，不能歪斜，以免划破皮肤，每次叩打至皮肤潮红为度。开始每天涂搽药液 3 次（早、中、晚），叩打七星针 2 次，不宜间断。待新生的头发日见增加时，可改为每日搽药 2 次，叩打 1 次，至痊愈。

方药 9：好醋 50 毫升，墨 1 锭，砚台 1 具。

主治：斑秃。

用法：用醋磨墨呈稀糊状。用毛笔蘸涂患处，每日 3 次。活血生发。

方药 10：蜈蚣 3 条，茶油 90 克。

主治：斑秃。

用法：蜈蚣用茶油浸泡 4～5 天，油滤过备用，用此药外搽患处，每日 2 次。

方药 11：鲜侧柏叶 32 克，75% 酒精 100 毫升。

主治：斑秃。

用法：将鲜侧柏叶放入酒精中浸泡 7 天备用。用棉花球蘸药液少许，局部搽，每日 3 次，坚持使用。一般 2～3 个月可获疗效。

方药 12：鲜骨碎补 50～100 克。

主治：斑秃。

用法：将上药切成薄片备用。用骨碎补片蘸盐外搽患部，每日 3 次。

方药 13：茯苓 500 克。

主治：斑秃。

用法：将茯苓 500 克烘干，研为细末，瓶装备用。每次服 6 克，1 日 2 次，或者于睡前服 10 克，用白开水冲服。

备注：外用酊剂：补骨脂 25 克，旱莲草 25 克，加入 75% 酒精 200 毫升中浸泡 1 周后外用。1 日涂患处数次。

方药 14：汉椒 120 克。

主治：斑秃。

用法：上药以酒浸，密室内日日搽之。

方药 15：冬虫夏草 60 克，白酒 240 克。

主治：斑秃。

用法：上药浸泡 7 昼夜后外用。用牙刷蘸酒外搽患处 1～3 分钟，早晚各 1 次。

方药 16：侧柏叶。

主治：斑秃。

用法：上药阴干，作末，和麻油涂之。

方药 17：黑附子、蔓荆子、柏子仁各 15 克。

主治：斑秃。

用法：将上药共研为末，用乌鸡脂调和，捣研，使均匀。在瓷盒内密封百日后，涂脱发处。

方药 18：生姜皮 30 克，人参 30 克。

主治：斑秃。

用法：先将生姜皮焙干后共研细末，用鲜姜切断蘸药末一涂搽脱发区。

方药 19：蝙蝠 1 只，石长生根 15 克。

主治：斑秃。

用法：上药焙干共研细末，麻油调敷患处。

方药 20：核桃 30 克，何首乌 20 克，川芎 5 克。

主治：斑秃。

用法：上药打碎后开水泡，代茶饮。

方药 21：凤尾草根适量。

主治：斑秃（又名油风、鬼剃头）。

用法：浸油，以药油涂患处。

方药 22：藤黄、骨碎补各 15 克，桐油适量。

主治：斑秃。

用法：上 2 味药共研细末，放入桐油中浸泡 1 昼夜成药油，备用。用时取鲜生姜 1 块，切片蘸药油用力搽患处，每日 3 次。

方药 23：醋 130 毫升，热水 200 毫升。

主治：斑秃。

用法：醋入热水，趁热洗头。每日一次，宜常洗。

方药 24：黄精、熟地、补骨脂各 10 克。

主治：斑秃。

用法：咬碎后用开水冲服。

方药 25：鸡蛋黄油。

主治：斑秃。

用法：涂搽患处（鸡蛋黄油的制法：鸡蛋带壳煮熟，取出蛋黄，放在铁锅内煎熬，煎至焦黑，即可熬出蛋黄油）。

方药 26：雄黄 30 克，硫黄 60 克。

主治：斑秃。

用法：上药共为细末，和匀，调猪油外敷患处，用力揉擦，使药透入，每日换药 1 次。

方药 27：桑白皮。

主治：斑秃。

用法：用桑白皮 150 克煎汤去渣，浓缩，装入瓶内。每日数次，外涂头部脱发处。

方药 28：鸡内金（炒研）100 克。

主治：斑秃。

用法：上药研极细末，每服 1.5 克，每日 3 次，饭前温开水送服。

方药 29：芫花适量。

主治：斑秃。

用法：于农历春 3 月间，在芫花盛开季节，采鲜芫花若干，趁湿装入玻璃瓶内，压实封好瓶口，埋地下 30 厘米左右，泥土封牢。经过三伏天后，于 9 月份将瓶子取出，瓶内药液备用。用药前先将头痂用水洗净，干后用纱布蘸药液抹擦患处（在药液内搅点猪油或凡士林亦可）。每日 1 次，一般不超过 10 次即可见效。治疗后 20~30 天，脱发处即可长出新发。

三、白　发

〔病因概述〕

多因阴血虚少，肝肾虚弱，劳伤心脾等致发失濡养。

〔临床特点〕

本病可见局部变白或全部变白，渐进发展。

白发部位有从头顶向四周延伸者，也有从两鬓开始者。

〔中医病名〕

白发。

〔效方精萃〕

方药 1：大蒜两瓣，姜 1 块。

主治：白发。

用法：将上药捣成泥状，擦头皮，再用水冲洗。可喷些香水，减少大蒜味，连续擦 3~4 个月即可生效。

方药 2：桑白皮 90 克。

主治：白发（外用方）。

用法：将桑皮剉细，以水淹浸，煮五六沸后，去渣，频沐鬓发，自不堕落。本方可为头发保健之剂，易得易用，老少咸宜。若加侧柏叶，其功尤良。

方药 3：黑芝麻粉、何首乌粉各 150 克。

主治：白发。

用法：上药加糖适量，煮成浆状，开水冲服，每晚 1 碗，半年后可使白发转灰，灰发转黑。

方药 4：乱发（用自己的）30 克，椒 50 粒。

主治：白发。

用法：将自己乱发洗净，每 30 克入椒 50 粒，泥封固，入炉火中煅如黑漆，细研成末。用白酒送服 3 克左右。发为血之余，人的头发在中药称为"血余"，有活血化瘀作用。椒即花椒，有温中散寒作用。两药合用煅炭内服，治疗白发以阳虚者为宜。用酒送服，取酒能引药性上行之义。

方药 5：熟干地黄 2000 克，杏仁 500 克（汤浸，去皮尖，双仁，研如膏），诃黎勒皮 250 克。

主治：白发。

用法：上药捣研为末，入杏仁令匀，炼蜜和调，用杵捣三二百下，做成梧桐子大丸药。每服用温酒送下 30 粒，食前服，渐加至 40 粒为度。忌生葱、萝卜、大蒜。

方药 6：生柏叶（切碎）1000 克，猪膏 500 克。

主治：白发。

用法：捣柏叶为末，以猪膏和为 20 丸，用布裹一丸内泔汁中，化破沐之。日一用，一月后渐黑光润。

方药 7：白蜡适量。

主治：白发。

用法：拔去白发，融白蜡点孔中，即生黑发，白蜡即蜂蜡，取其润发之效。

方药 8：细粒乌豆 4000 克。

主治：白发。

用法：上药以醋浆水 40 公斤煮，取 4000 克。以好灰汁净洗发，待干，以豆汁热涂之，以油帛裹去。经宿开之待干。以熊脂涂之，还以油帛裹，即黑如漆。一涂 3 年不变，妙验。

乌豆即黑大豆，为豆科植物大豆的种子，性味甘平，入脾、肾二经，方中以经药益肾而泽发。

方药 9：桦皮一片，侧柏一枚。

主治：白发。

用法：桦皮包侧柏烧烟，熏香油碗内成烟。用手抹在须髭上，即黑。

方药 10：白蜜、梧桐子（研末）。

主治：年少发白。

用法：上药调匀，拔去白发，以白蜜涂毛孔中，即生黑发。

方药 11：酸石榴、五倍子、芝麻叶。

主治：白发。

用法：上药同杵碎，用绢袋盛之，于铁器内水浸，掠发自黑。

方药 12：乌鸡一只，活水蛭数十条。

主治：白发。

用法：杀鸡取血入瓶中，放活水蛭于内，待化成水。以猪胆皮包指，捻须梢，自黑入根。乌鸡能补血，水蛭能破血、逐瘀，通经。此方用于治疗血虚或血瘀性白发疗效明显。

方药 13：宣连。

主治：白发。

用法：去须，用酒浸一宿，焙干为末，用蜜做丸如梧桐子大。午睡前酒吞 20 粒。宣连是黄连的一个品种。黄连苦寒，清热燥湿，解毒杀虫。主治湿热诸症，用酒浸后，使药性上行，用以治疗白头，适用于心肝火盛所致者。

方药 14：生地 5 克，制首乌 5 克。

主治：头发早白。

用法：上二味药以开水冲泡，每天代茶饮，连服数月。

方药 15：百合。

主治：白发。

用法：七月七日取百合，熟捣，用新瓷瓶盛之，密封挂门上，阴干百日。每拔去白发擦之，即生黑发。百合甘微苦平，入心、肺经。本方取其润肺之功，以肺主皮毛而乌发也。

方药 16：矿灰 30 克。

主治：白发。

用法：以水化开，7 日后用铅粉 30 克研匀，好醋调匀搽头，以油纸包 1 夜，用皂角水洗净。

方药 17：青胡桃 3 枚（和皮捣细）。

主治：白发。

用法：将其入乳汁 3 盏，于银石器内调匀，搽须发三五次，每日用胡桃油润之，效良。

方药 18：绿矾、薄荷、乌头等份。

主治：白发。

用法：上药研末，以铁浆水浸，日染之。

方药 19：经霜桐叶子。

主治：白发。

用法：多收捣碎，以甑蒸之，生布绞汁，沐头。

方药 20：腊月猪膏、羊矢灰、蒲灰等份。

主治：发黄。

用法：上药和匀。涂之，3 日 1 为，取黑止。

方药 21：莲子草 500 克，杏仁（汤浸去皮尖，双仁，麸炒微黄）、熟干地各 1000 克。

主治：白发。

用法：上药相和，捣 1 万杵，色当如漆，即圆如梧桐子大。每日空腹以温酒下 30 丸，晚再服之。

方药 22：天门冬、熟地各 250 克。

主治：须发早白。

用法：上药共炼蜜为丸，如梧桐子大。每日食前，以酒下 30 丸，常服有效。忌生葱、萝卜、大蒜等。

方药 23：茜草 1000 克，生地黄 3000 克。

主治：白发。

用法：上药取汁。以水 5 大碗，煎茜草绞汁，将渣再煎三次。以汁同地黄汁微火煎如膏，以瓶盛之。每日空心温酒服半匙。

方药 24：榴花。

主治：白发。

用法：上药阴干为末，与少许铁粉混匀，用米醋汤冲服 3 克，早晚各 1 次。

方药 25：紫葵花、蒲公英、黄花各等份。

主治：白发。

用法：上药研细末，瓷瓮内斟酌用盐和拌，封闭，埋马粪中月余取出，再以粪灰调和前末，稀稠适宜，每日抹之。

方药 26：何首乌 60 克，铁矿石 60 克。

主治：白发。

用法：共为细末，每服 2～3 克，每日 2 次。

方药 27：黑豆 30 克，山楂 30 克，大青叶 30 克。

主治：白发。

用法：水煎服，每日 2 次。

方药 28：女贞子 300 克，巨胜子 200 克。

主治：白发。

用法：上药以水煎 3 次，浓缩，加蜂蜜 500 克成膏，早晚各服 1 匙。

方药 29：柏树果壳 10 个，生地 10 克。

主治：头发早白。

用法：上 2 药煎汤代茶饮，每天煎 1 剂，连续服 1～3 月。

方药 30：黑芝麻 10 克，何首乌 3 克，核桃仁 3 克。

主治：少白头。

用法：上 3 味药在铁锅内炒熟后吞服。上述量为一剂，每天服一剂，连服 3 个月。

方药 31：小黑豆 1 斤，枸杞 60 克，首乌 30 克，核桃 12 个。

主治：须发早白。

用法：先煎枸杞、首乌，用煎汤煮小黑豆，核桃仁，然后加童便搅拌，阴干，每早晚空腹服黑豆 30 个。

方药 32：粟青、白胶各 30 克。

主治：须发早白。

用法：上药为末，一处用，纸捻烟熏，瓦盆取煤，同胡桃瓢研成膏子，涂髭鬓尤妙。

方药 33：老姜。

主治：须发早白。

用法：老姜刮去皮一大升，放于久用油腻锅内，固济勿令通气，令精细人守之，文武火煎之，不得急火，自旦至夕即成矣，研末。拔白后，先以小点麻子大入孔中，或先点须下，然后拔之，以指捻之，二日后当生黑须。

方药 34：地骨皮。

主治：须发早白。

用法：烧存性后，盆合，少时取出研极细末。每刷牙后，以药擦牙、须。地骨皮味甘、性寒、入肝肾二经，功能清热凉血。

方药 35：蓖麻子仁、香油。

主治：发黄不黑。

用法：用香油将蓖麻子仁煎焦去滓，放 3 日，用刷频刷头发。

方药 36：明矾末 5 克，没石子 3 克，诃子肉 4 克，青盐 10 克。

主治：白发。

用法：上药之没石子、诃子肉俱用麦面包裹，入砂锅内，以桑柴炭同拌炒至焦干，研末。同另两药共以浓茶调匀，用酒器盛贮，以铁勺注水煮如糊状。用时先以皂角水洗净须发，然后涂药包裹 1 夜，次晨洗去，并以胡桃油（缺者以发乳代）涂之。如此 1 月，发枯变润，发白转乌，久用效果更为巩固。

方药 37：干瓦松 800 克，生麻油 1000 毫升。

主治：白发。

用法：上药瓦松同麻油共煎令焦为末，另以生麻油调药涂发，能令黄枯白发转润变黑。夜涂旦洗，以效为期。

方药 38：旱莲草 8000 克，生姜汁、蜂蜜各 500 克。

主治：白发。

用法：旱莲草六七月采摘，水洗扭干取汁，日晒过午，加姜汁和蜜调匀，再晒数日，如稀糖成膏，瓷罐收贮。每次空腹取好酒 1 杯、药 1 匙调服，午后再服 1 次，连服 21 日为 1 疗程。本方服 1 疗程后，将白发摘去，即可生黑发。

方药 39：生、熟地黄各 2500 克。

主治：白发。

用法：将两地黄研细，以蜜为丸，如绿豆大。每服 10 克，每日 3 次，白酒送下。治疗须发皆白，主要在于补精填髓。本方药专力宏，制作不繁，可用于各个年龄组及不同性别的白发。

方药 40：黑芝麻适量。

主治：白发。

用法：将之 9 蒸 9 晒，研末；将大枣去核，捣成泥状。黑芝麻末倍大枣泥适量，调成膏或做成丸。每日早晚服 10 克，至白发转黑。

方药 41，川百药煎 30 克，针砂（醋炒）、荞麦面各 15 克。

主治：白发。

用法：上药研末，加醋调成糊状。用时，先洗净须发，并以荷叶熬醋调刷，然后涂药。涂发后，再用荷叶包裹 1 夜，次日洗去。隔日 1 次，10 余次后须发可由枯黄慢慢转乌。

方药 42：莲子草 1000 克，胡桃根皮 500 克。

主治：白发。

用法：将上两药切碎，入清水 500 毫升，浸渍 1 个月去滓，慢火熬稠，加云薹子油 1 500 毫升，再熬收膏。用时，先以炭灰淋汁洗头；涂药以后，外用牛柿叶包裹 1 夜，次晨洗去。这样，重复使用 7 日，可以令白发变黑。若疗效持久，仍须续用。

方药 43：木瓜 500 克。

主治：白发。

用法：木瓜以麻油浸 1 个月，取油梳头，久之可令枯槁之发慢慢转为润泽而乌亮。

方药 44：胡桃皮、蝌蚪各 100 克。

主治：白发。

用法：上药共捣为泥（蝌蚪同青胡桃共捣亦可），入乳汁 3 盏于玻璃器皿中调匀，每取适量涂染须发，夜涂旦洗去。并配合胡桃油日日梳发，久用可令须发由白变乌。

方药 45：乌麻子（九蒸九晒）5000 克，红枣 2500 克。

主治：白发。

用法：将乌麻子研末，以红枣泥为丸，如桐子大。每次服 10 克，每日服 3 次。久服令白发返黑。

方药 46：米醋 500 毫升，黑大豆 250 克。

主治：白发。

用法：大豆用醋煮，去豆，再煎如糊状，染发。本方有滋补肝肾作用，如果治女性的白发尤其良好。

方药47：川百药煎15克，玄胡索、雄黄各10克。

主治：白发。

用法：上药共研细末，先以生姜擦去口涎，然后用此揩牙，日日用之，不可间断，乌发甚佳。

方药48：巨胜子、菊花、茯苓等各1000克。

主治：白发。

用法：上药研末，以蜂蜜为丸如绿豆大，每日3次，连服3个月为1疗程，白发可逐渐转黑。本方治疗高血压白发患者尤良。

方药49：竹沥100毫升。

主治：白发。

用法：将较大的青竹锯断，蘸水，一端火烧，一端以茶杯接沥，瓶贮。每取少量涂发。治男女黏发或因油膏而黏滞者，数涂即解。

方药50：何首乌5000克。

主治：白发。

用法：将何首乌研成粉吞服，或为丸服。每次服10克，每日服3次。本方为治白发之圣剂，适用于各类白发，一般服药6个月后，须发转乌。

方药51：牛膝2000克。

主治：白发（血虚）。

用法：上药牛膝每次煎服20克，每日2次。本方有补肾活血之功，连服两个月，可控制白发。适用于青壮年头发早白。

方药52：枸杞子200克，茅香100克，干柿5个。

主治：白发。

用法：上药干柿同茅香煮熟，晒干，枸杞子焙干，共研末，水泛为丸，如桐子大。每次服50丸，每日3次，茅香汤送服。本方主要治妇人蒜发，其特征为发短萎黄，团团卷曲结饼，犹如蒜瓣状，乃先天不足，营养不良，气血涩滞所致。

方药 53：大栝蒌 1 枚，杏仁（去皮尖）7 粒，青盐 60 克。

主治：白发。

用法：先将栝蒌开顶入盐、杏，仍用原顶合扎固定，再以蚯蚓泥和盐固济，炭火煅存性，研末，每日以此擦牙 3 次，令热，百日有验。如治白发，先拔去白发，药后即生黑者。此外可治口疾。

方药 54：狗胆数枚。

主治：白发。

用法：上药之狗胆（无狗胆可以猪胆代之）取汁，先拔去白发，涂胆汁于毛孔处，每日 1 次，旷日持久，黑发油然而生。

方药 55：旱莲草（连根）500 克，青盐 120 克。

主治：白发。

用法：上药旱莲草于七月采摘，用无灰酒洗净，以青盐腌渍两宿，连汁入油锅炒存性，研粉，日日以此擦牙，连津咽之。久久用之，能乌发固齿。本方易得且制作简便，可推广使用。

方药 56：蜒蚰 40 条，京墨 1 支。

主治：白发。

用法：上药之蜒蚰以京墨水养之，3 日后瓶装密封埋入地下（原方埋入马粪），1 月之后取出，用白丝线头试之，若染的一端能渐黑至另一端，再入马粪中（地下亦可）埋 7 日，再取试之。若能同前，则用以染发，并不影响头皮颜色。本方为有效的染发剂，用之确可令头发由黄或白变乌转黑。

第十章　皮脂腺、汗腺疾病

一、脂溢性皮炎

〔病因概述〕

本病是一种发生在皮脂溢出部位的慢性炎症，好发于青壮年的头面部，多因内蕴湿热上蒸或阴虚血亏风燥、肌肤失养所致。

〔临床特点〕

可分干性和湿性两类。

干性：皮肤干燥呈糠秕状鳞屑，头发干燥、瘙痒，并伴有脱发。

湿性：皮疹大小不等，有油腻性鳞屑的黄红色斑片渗液，瘙痒。严重时头皮覆以油腻性污秽，痂皮有臭味。

本病病程缓慢，可先局限于头面部，后逐渐扩展至邻近皮肤及其他部位。

〔中医病名〕

白屑风，面游风，眉风癣，纽扣风。

〔效方精萃〕

方药1：苦参、当归各9克。

主治：脂溢性皮炎。

用法：上药共水煎服，每日两次。

方药2：鲜姜250克。

主治：脂溢性皮炎。

用法：将姜捣烂，用布包拧取姜汁盛杯内，再用10%盐水1 000毫升洗净患处，擦干，然后用棉签蘸姜汁反复涂搽，直到姜汁用完为止。每周一次，连用2~3次即愈。

方药3：大黄、硫黄各等份。

主治：脂溢性皮炎。

用法：将上药共研为细末，饱和石灰水加之1000毫升，外搽患处。

方药4：王不留行、香白芷各等份。

主治：脂溢性皮炎。

用法：将上药研末，外搽患处。

方药5：猪胆1只。

主治：脂溢性皮炎。

用法：将胆汁倒入半盆温水中，搅拌后洗患处。

方药6：大黄100克，冰片20克，食醋250克。

主治：脂溢性皮炎。

用法：将上药置于密封瓶中浸泡7天，待变成深棕色后外涂。

方药7：王不留行60克，苍耳子30克，明矾12克。

主治：脂溢性皮炎。

用法：上药煎水洗头，每次洗20分钟，3天洗1次。

方药8：冬虫夏草60克，白酒240克。

主治：脂溢性皮炎、圆形脱发、神经性脱发、小儿头发生长迟缓。

用法：冬虫夏草浸入酒内7昼夜备用。用牙刷拈酒外戳1~3分钟、早晚各1次。

方药9：苦参90克，野菊花15克，白鲜皮9克。

主治：脂溢性皮炎。

用法：上药加水煎沸，去滓。用药液趁热洗头。

方药10：黄丹、紫菀各等份（为末。）

主治：脂溢性皮炎。

用法：每服6克，日2服，陈酒下。

方药11：羖羊胫骨（为末。）

主治：脂溢性皮炎。

用法：鸡子白调服。每日以白粱米泔洗之，3日效。

方药12：牛蒡叶、皂荚各适量。

主治：脂溢性皮炎。

用法：牛蒡叶捣汁，熬膏涂之，次晨以皂荚水洗去。

方药13：瓦松。

主治：脂溢性皮炎。

用法：上药曝干，烧灰淋汁，热洗。

方药14：附子90克，桑根白皮、蔓荆子各250克。

主治：脂溢性皮炎。

用法：将上药水煎外洗。

二、粉　　刺

〔病因概述〕

本病多发于男女青年的面部，因过食肥甘厚味，脾胃湿热，内蕴上蒸，肺经蕴热，外受风邪而致此病。

〔临床特点〕

面部大小不一的扁平丘疹，散在状，呈浅褐色。患部皮肤发痒，能挤出粉渣样物，易感染，可致脓疱。本病常反复发作。

〔中医病名〕

痤疮，酒刺，肺风粉刺，面皰，面粉渣，面齄疱，粉花疮。

〔效方精萃〕

方药 1：桃花、丹砂各 30 克。

主治：粉刺。

用法：将上药研极细粉，每次空腹服用 3 克，井水送下每日 3 次。10 天可见效，20 天小便当出黑汁，面生莹白也。

方药 2：益母草烧灰，婴条石各等份。

主治：粉刺。

用法：上药和匀，调敷患处。

方药 3：硫黄、川军各等份。

主治：痤疮。

用法：上 2 味药共研细末，冷开水调敷患处。

方药 4：黑牵牛不拘多少。

主治：妇人粉刺、面上黑子。

用法：以童子小便浸令软烂，研极细。先以生姜自然汁涂患处，再以药涂之，待旦用温酒洗净。

方药 5：大黄 15 克，硫黄 15 克，硼砂 6 克。

主治：粉刺。

用法：将上药研极细末，用茶水调，箍围于患处，1 日 1 次。或每晚用药，次晨洗掉。适用于肺胃壅热型和气血郁滞型的皮损。

方药 6：白石脂、白蔹、苦杏仁各 30 克。

主治：粉刺。

用法：共为细末，用鸡蛋清调药外用。慎勿入目。

方药 7：云母粉、杏仁等份。

主治：粉刺。

用法：牛乳调和，略蒸，敷之。

方药8：紫草、大黄各等份。

主治：粉刺。

用法：上药共研末加入茶油浸泡，茶油以略高于药末为度。搅拌后浸泡3~6天搽患处。待病情控制后，则每次于洗脸后，用少量油涂脸。

方药9：白芷、白及、辛夷各6克。

主治：粉刺。

用法：研细末，用水调成糊状擦患部。如有痒感或其他不适，则为用药过多，应洗净后再用。

方药10：硫黄16克，杏仁8克，轻粉3克。

主治：鼻上生黑粉刺。

用法：共研成细末，用开水调匀。睡觉时涂药于患处，早起洗去。

方药11：嫩皂角刺30克，醋100毫升。

主治：粉刺脓疱。

用法：浓煎，去渣，搽患处。

方药12：南瓜藤150克，豆腐50克。

主治：粉刺。

用法：共捣烂，挤汁，涂患处，每日1~2次。

方药13：木贼15克，连翘30克，蒲公英30克。

主治：粉刺。

用法：水煎服，每日2次

方药14：石膏10克，熟地、杭菊各9克，知母、牛膝各4.5克。

主治：酒刺（又名粉刺）。

用法：水煎服日2次。

方药15：白蔹0.6克，杏仁0.15克，鸡矢白0.3克。

主治：粉刺。

用法：上药为末，杂米水拭面，良效。

方药 16：枇杷叶、桑白皮（鲜者更佳）各 6 克，黄连、黄柏各 3 克，人参、甘草各 1 克。

主治：肺风酒刺。

用法：上药用水 300 毫升，煎至 200 毫升，空腹服。

方药 17：上等黄蜡片适量。

主治：粉刺（痤疮）。

用法：先将面粉调和成面团，以湿面团沿着粉刺边缘围成一圈，高出皮肤 3 厘米左右，圈处围布数层，防止烘肤烧发；圈内放入上等黄蜡片约 1 厘米厚，随后以铜勺（或铁勺）盛灰火在蜡上烘烤，使黄蜡熔化，皮肤有热痛感即可。灸完洒冷水少许于蜡上，冷却后揭去围布、面团及黄蜡。适宜于痰瘀结聚型粉刺。

方药 18：刺猬脂肪 15 克。

主治：痤疮（肺胃壅热证）。

用法：取刺猬脂肪，入锅，文火熬油，凉后微凝为浅黄色，敷在患处，每晚 1 次。

方药 19：白果仁 120 粒。

主治：痤疮。

用法：每晚睡前用温水将患部洗净（不能用肥皂或香皂）。将去掉外壳的白果仁用刀片切出平面，频搓患部，边搓边削去用过部分。每次用白果仁 1～2 粒即可。用药的部位次日早上洗脸后，可照常搽抹雪花膏之类的护肤剂。

方药 20：新鲜芦荟 60 克。

主治：痤疮。

用法：把芦荟捣烂取汁，涂擦患处，1 日 2～3 次，10 日为 1 疗程。

方药 21：马齿苋。

主治：痤疮（粉刺）。

用法：用马齿苋，每次 15～30 克，煎汤外洗。

方药 22：白花蛇舌草 30 克。

主治：痤疮。

用法：水煎服，每日 1 剂。

方药 23：白枯矾、生白附子、生硫黄各 6 克。

主治：粉刺。

用法：将上药研粉，以面脂调和，睡前搽面上，明早洗去，连用 3 个月为 1 疗程。粉刺可自然消失。

方药 24：鲜菟丝子适量。

主治：痤疮。

用法：捣烂取汁，外涂患处。

方药 25：木兰皮 10 克，栀子仁 12 克。

主治：痤疮。

用法：将上药以水煎服。

方药 26：鲜荷叶。

主治：痤疮。

用法：上药煮糊为丸，每服 9 克，日 2～3 次。

方药 27：冰片 1.5 克，五倍子末 3 克，鸡蛋黄 2 个。

主治：痤疮。

用法：将鸡蛋煮熟取黄，捣碎放在铁勺内，先用温火炒至蛋黄变焦，然后用武火炒至出油，取油去渣。再把五倍子研末、冰片研匀调入蛋黄油内，成粥状备用。患部涂抹，每日 2 次。

方药 28：硫黄、生大黄各 7.5 克，石灰水 100 毫升。

主治：粉刺、酒渣鼻。

用法：将硫黄、大黄研极细末后，加入石灰水（将石灰与水搅浑，待澄清后取中清水）100 毫升混合即成。外搽患处，每日 3～4 次。

方药 29：黄柏 30 克，乳香 9 克。

主治：坏死性痤疮。

用法：上药共研末，槐花煎水调作饼贴之。

方药 30：黄柏末、红枣肉各等份。

主治：坏死性痤疮。

用法：上药加枯矾减半共研细末，香油调敷。

方药 31：京红粉、轻粉、元明粉等量。

主治：痤疮（青春刺）。

用法：研细末，用温水调敷患处。每日早晚各一次，涂药前，应先用热肥皂水洗患处。

方药 32：蝮蛇胆汁 0.5 毫升，普通雪花膏 500 克。

主治：痤疮。

用法：上药混合均匀，每天早晚用温热水洗脸后，待面部干燥时，均匀地涂擦于皮疹处。

方药 33：肥皂、益母草（烧）灰各等份。

主治：痤疮（粉刺）。

用法：共捣如泥，洗面后摩擦患处，日 3 次。

三、酒 敏 鼻

〔病因概述〕

多见于中年，好发于鼻部，多由饮食不节或嗜酒过度等所引发，其病因为肺胃积热上蒸、血瘀凝结。

〔临床特点〕

鼻部发红，上起粟疹脓疱，状若酒渣。

〔中医病名〕

赤鼻，鼻头赤，红鼻子，酒糟鼻。

〔效方精萃〕

方药 1：百部 50 克，95% 酒精 100 毫升。

主治：酒皶鼻。

用法：将百部用水洗净，泡于95%酒精中，一般泡5～7天即可。每日取药搽患处2～3次，1个月为1疗程。

方药2：苦参120克，当归60克。

主治：酒皶鼻。

用法：上药共为细粉，酒糊和丸梧子大，热茶清下70～80丸。治由血热入肺之酒皶鼻，以治愈为度。

方药3：生石膏、生石灰各等份。

主治：酒皶鼻。

用法：上药研细末过筛后，用乳钵研匀装瓶备用。用时先将鼻头清洗净，视患处大小取药粉适量，加烧酒调成糊状，外敷患处。每日1次，连用2～3次。局部皮肤破溃者禁止使用。

方药4：荸荠数个。

主治：酒糟鼻。

用法：将荸荠洗净，随身携带，闲暇时取一枚，用小刀横切，以切面贴于患处轻轻摩擦。粉浆层层堆积，久擦更好。荸荠面擦后堆积一层油脂和灰尘，可用小刀刮去再用。擦后皮肤变得更红，但有凉爽感，不要马上洗去，待半小时后再洗。

方药5：雄黄20克，硫黄20克，官粉8克。

主治：酒糟鼻。

用法：上3味研极细末，装瓶密封备用。用时以初产妇女乳汁（头生）把药末调成糊状敷患处，每晚睡前敷药，第2天早晨洗去，连续涂药，直至痊愈。

方药6：脑子（龙脑香）20克。

主治：酒糟鼻。

用法：将龙脑香研粉，以真酥调匀，频搽患处。治鼻头赤，久用可瘥。

方药7：白果30克，荞麦面60克。

主治：酒皶鼻。

用法：白果捣烂，荞麦面烧存性，研细，二药和匀，用獾油（獾的肥肉熬油）调涂患处。每晚用热水洗净患处后涂药。患者要注意酒渣鼻的诱发因素，如避免饮酒，不吃辛辣等刺激性食物，保持大便通畅。有其他慢性疾病应积极加以治疗，去除慢性病灶。

方药 8：大黄、硫黄各 60 克。

主治：酒皶鼻。

用法：上药研细末，用时取药粉适量，温水调涂患处。每晚用肥皂热水洗脸后将药涂在患处，并用水揉擦，擦至患处略有疼痛为止。长期应用效果较好。

方药 9：枇杷叶 30 克，栀子 15 克。

主治：鼻头赤。

用法：枇杷叶去毛阴干，新者佳。上药为细末，每服 6 ~ 9 克，温酒调下。

方药 10：密陀僧 20 克，杏仁 10 克，轻粉 5 克。

主治：酒皶鼻。

用法：研细如泥，外用香油调搽。用药期间禁油腻辛辣肥甘厚味之物，尤其饮酒最为忌讳。

方药 11：硫黄 120 克，烧酒 1 500 毫升。

主治：酒皶鼻。

用法：将硫黄放砂锅内，以烧酒煮，煮干为度，取起备用。用时将药放手心用水化开，敷涂患处。

方药 12：天台乌药 9 克，铜绿 9 克，樟脑 9 克，大枫子 90 克。

主治：酒皶鼻。

用法：上 3 药为细末，将大枫子去壳，捣如泥，入瓷罐内隔水重汤煮 30 分钟，取出炸油和药，搽鼻患处。搽后患处肿痛，勿畏。未搽时与搽后皆戒酒色一月，除根不发。

方药 13：硫黄、槟榔各等量，冰片少许。

主治：酒皶鼻（又名赤鼻）。

用法：共研成细末，用布包搽患部。调蓖麻油搽更好。

方药 14：密陀僧 30 克。

主治：酒皶鼻。

用法：研细、用人乳或蜜调如薄糊，每夜略蒸，待熟敷面，次早洗去，半月仍好如旧。

方药 15：白蔹、白石脂、杏仁各 15 克。

主治：酒皶鼻（又名赤鼻）。

用法：共研成细末，用鸡蛋清调匀，夜晚外涂，白天洗去。

方药 16：百部。

主治：酒皶鼻（红鼻子）

用法：每 100 克百部用 200 毫升酒精，浸泡 5~7 天即可搽用，每日搽 2~3 次，1 月为 1 疗程。

方药 17：凌霄花、山栀子各 100 克。

主治：酒皶鼻。

用法：将上药为末，每 1 次服 6 克，食后以茶清调下。每日服 1 次，连续服用 3 个月，酒齄可去根。

方药 18：麻黄 30 克，麻黄根 30 克，白酒 500 克。

主治：酒糟鼻。

用法：上药共用酒浸泡，重汤煮约 1 小时，露 1 宿，去渣收贮备用。每日早、晚各饮 2~3 小杯。

方药 19：橘核 3 克，核桃仁 1 个。

主治：酒糟鼻。

用法：将橘核微炒至黄，晒干研末。核桃仁亦研碎为末，二药混匀，共以温酒调之。睡前趁热贴敷于鼻上，晨即洗去。

方药 20：大枫子（去外壳）30 个，水银 3 克，胡桃仁 15 个。

主治：酒皶鼻。

用法：将大枫子、胡桃仁放在瓷钵内捣研成糊状，再加水银 3 克，搅拌均匀后，用两层纱布包住药糊呈犁头样，用手指压向患处揉擦，1 日 3 次，每次揉擦 5 分钟，次日换新纱布裹药再揉擦，每擦3天停1天，直至痊愈为止。适用于各型。

方药21：博落回茎50克。

主治：酒皶鼻。

用法：将上药用95%酒精100毫升浸泡5～7日后备用。用上药涂患处，每次涂抹1分钟。每日2～3次。

方药22：新鲜獾肉1块。

主治：酒皶鼻。

用法：上药置煤油灯上烧至滴油为度，趁热向患处涂擦，每日3次，至愈为止。

方药23：轻粉6克，杏仁12克，硫黄12克。

主治：酒皶鼻、痤疮。

用法：先将轻粉研细，加杏仁同研，最后加硫黄同研和。手指洗净，蘸药搽患处。

方药24：白石脂30克，白蔹30克，杏仁30克。

主治：酒皶鼻、痤疮。

用法：用鸡蛋清调药外用，慎勿入目。

方药25：栀子仁。

主治：肺热、鼻发赤瘰、名酒渣鼻。

用法：上药熔黄蜡等份，和为丸，桐子大。空腹时用茶酒嚼下。

方药26：桐油100毫升，黄丹、雄黄各10克。

主治：酒糟鼻。

用法：将黄丹、雄黄入桐油内搅和，每次取适量敷之。夜涂旦洗，日日用之，治鼻齇以愈为度。

方药27：硫黄、胡桃、腻粉各30克。

主治：酒糟鼻

用法：将上药共研成细粉，入面脂调匀涂鼻，久用鼻齇可愈。

方药28：丁香12粒，蜂蜜15毫升。

主治：酒糟鼻。

用法：将丁香研粉，以蜜调匀，涂搽面鼻，日日用之，治疗3个月之后，面鼻齄乃可愈也。

方药29：桐油100毫升，黄连10克。

主治：酒糟鼻。

用法：将黄连研末入桐油内，以天仙藤作煅料烧热桐油，冷却备用。夜敷旦洗，久用治肺热鼻齄，甚验。

方药30：没石子50克。

主治：酒糟鼻。

用法：取南方有孔没石子，水磨成膏，日日涂鼻，晚涂上旦洗去，治酒齄，1个月之后乃效。

方药31：硫黄、生大黄各7.5克，石灰水100毫升。

主治：酒渣鼻。

用法：将硫黄、大黄研极细末后，加入石灰水（将石灰与水搅浑，待澄清后取中清水）100毫升混合即成。外搽患处，每日3~4次。

方药32：没石子、密陀僧各100克。

主治：酒糟鼻。

用法：上药共研细粉，加入水、蜂蜜、人乳调匀，涂于患处。日用1次，治疗赤鼻以愈为止。

方药33：露蜂房500克。

主治：酒糟鼻。

用法：将蜂房研末，每次服3克，日服2次，白酒送下，治面鼻齄瘤出脓血效良。

四、腋　臭

〔病因概述〕

本病多因湿热内郁所致。

〔临床特点〕

两腋下、乳晕、肛周部汗多，发出难闻臭气。

〔中医病名〕

狐臭，狐气，腋气。

〔效方精萃〕

方药 1：石绿（细研）9 克，腻粉 4.5 克。

主治：腋气。

用法：上药同研匀，先拔去腋下毛，然后以醋和药末，熟摩令热。

方药 2：铜绿、密陀僧各 9 克，白及（烧存性）27 克。

主治：腋气。

用法：上药为细末。每用 1.5 克，津唾调，涂腋下，3~5日 1 次。

方药 3：滑石粉 30 克，乌梅粉 10 克。

主治：腋臭。

用法：混合后撒患处，每日 1~2 次。

方药 4：人发 30 克，人指甲 5 克。

主治：腋臭。

用法：烧灰，香油调，涂患处，每日 1~2 次。

方药 5：密陀僧、麝香。

主治：腋臭。

用法：田螺入密陀僧、麝香同捣烂，捻成饼掩腋下，缚定，其效甚良。

方药 6：龙脑 0.3 克，明矾 0.6 克。

主治：腋臭。

用法：将上二药混合，研作细末，撒布腋下，颇验。

方药7：雄黄、石膏各250克，白矾（生矾）500克。

主治：腋臭。

用法：先将石膏研末，放锅内煅成白色，再将雄黄、生白矾研粉过筛，混合搅匀，密封保存。用时将手指沾水湿润后，蘸适量药粉（约3克）使成糨糊状（勿太稠或太稀），涂于腋窝部，每天一次，连续涂药至愈。

方药8：矾末0.6克，小粉2.4克。

主治：腋臭。

用法：研末，撒布于棉，缚于腋下，用香皂水洗涤之，其臭自除。

方药9：花蜘蛛2只。

主治：腋臭。

用法：将上药捣烂，酒和顿服，每日1次，7日为期，腋臭乃除。

方药10：朝天辣椒（越辣越好）15个。

主治：腋臭。

用法：切碎，泡入50毫升碘酒中，密封摇荡，泡两天后即可应用。用棉球蘸药液充分抹搽腋窝。每次搽10～15分钟，每天搽3～4次，连搽7天为一疗程。搽药前应将患部用肥皂水洗净。如搽药后腋窝辣痛得厉害，可加碘酒稀释药液。药液用完后要重新配制，泡入新切的辣椒和加入新的碘酒。

方药11：生姜适量，碘酒适量。

主治：腋臭。

用法：先用温水洗净腋窝，接着用生姜搽腋窝，搽至皮肤轻度充血，后涂碘酒。每天2次，连搽15天为1疗程。

方药12：大蜘蛛（越大越好）一个（或小蜘蛛数个），轻粉3克（研末）。

主治：腋臭（狐臭、汗臭）。

用法：黄泥包好，火内烧红，取出，放冷后，去泥，加轻粉3克，共研细末，揉搽两腋下，每次揉搽15分钟，每天揉擦 2 次。

方药 13：醋、青木香适量。

主治：狐臭。

用法：好醋浸青木香，置腋下夹之。

方药 14：密陀僧末 15 克，红粉 9 克。

主治：狐臭。

用法：研细末，用指头蘸药搽于腋下。

方药 15：自己小便、米泔水、自然姜汁。

主治：腋臭。

用法：以自己小便洗患处一次，米泔水洗一次，自然姜汁每日搽 10 次，一日之内可以断根。

方药 16：大蜘蛛 1 个（用黄泥、赤石脂少许，捣罗极细，加盐少许，杵制为窠，置蜘蛛在内，烧令通红，候冷剖开）。

主治：腋臭。

用法：上一味，研为细末，入轻粉 0.25 克，用酽醋调成膏，临卧敷腋下。

方药 17：密陀僧 240 克，枯矾 60 克。

主治：腋臭、手脚多汗。

用法：将上药研成细粉，扑于两腋下，每日 1 次。或用马铃薯块去皮后蘸药挟于腋下，变凉为度，每周 2 次。手脚多汗者以药粉搓擦。

方药 18：生姜 30 克。

主治：腋臭（狐臭）。

用法：生姜切碎浸入 100 毫升 50% 酒精中，一周后过滤备用。每日 2 次（睡前 1 次）涂腋窝。最好在搽药前用温水或千分之一高锰酸钾溶液清洗局部。用药一周以上可根治。

方药 19：壁钱 2~3 个，冰片少许。

主治：狐臭。

用法：取壁钱用泥包裹置火炭中烧至泥微焦，取出加冰片少许，共研细末备用。用时取上药搓搽腋窝，搽至局部发红。

每晚1次（浴后用药搽效会更佳）。

方药20：山姜适量。

主治：狐臭。

用法：先用热水敷洗腋窝10～15分钟，再用山姜（生姜也可）轻擦局部，擦至皮肤轻度充血为度（切不可用力过大，以免擦伤皮肤），然后用3～4%碘酒涂局部。每天1～2次，10次左右可痊愈。

方药21：白芷10克，丁香20克，密陀僧15克。

主治：狐臭。

用法：将各药分别研为细末，和匀。用纱布包药粉扑患处，每日1次，10次为1疗程。

方药22：灶心土。

主治：狐臭。

用法：研末，频敷患处。

方药23：醋50毫升，茴香粉5克。

主治：狐臭。

用法：调匀，搽腋部，每日2次。

方药24：蜘蛛1个，丝蚶壳（大者）1个。

主治：狐臭。

用法：将蜘蛛放入丝蚶壳内，阴阳瓦焙干为末，以纱袋盛之，扎成乳头样。患处先用甘草汤洗净拭干，将药扑上，候两日，其汗不臭，用绿豆汤止之，永不发。

方药25：胡粉50克。

主治：腋臭。

用法：将胡粉以牛脂调如膏，涂患处，3日1易，治腋臭三度乃愈。

方药26：石灰100克。

主治：腋臭。

用法：将石灰用3年陈醋调和，涂敷腋下。每日1次，治腋臭半月可瘥。

方药 27：青木香 100 克。

主治：腋臭。

用法：将青木香以醋浸泡 3 宿，晒干为末，敷于腋下，据《外台》记载，治腋下阴湿、湿疮皆验。

方药 28：绿矾 50 克，轻粉 10 克。

主治：腋臭。

用法：将绿矾半生半煅，入轻粉研细，每次取 2 克，姜汁调匀，浴后涂敷腋下，俟患者感到十分热痛时乃止。隔日 1 次，数次腋臭可除。

方药 29：赤石脂 15 克，蝙蝠 1 只。

主治：腋臭。

用法：将赤石脂研末，纳入蝙蝠腹中，以黄泥包固晒干，煅存性，取药以田螺水调涂腋下，待毒气上冲，急服泻药，日行 1～2 次，腋臭可除。

方药 30：大田螺 1 个，麝香 1 克。

主治：腋臭。

用法：将麝香入螺内，埋于露地，过 49 日取出，洗拭，以墨涂上再洗，有墨处即是患窍，取螺汁点，2～5 次之后，腋气即可瘥。

方药 31：鲜鱼 500 克。

主治：腋臭。

用法：将鲜鱼作羹，空腹饱食，覆被取汗，必汗出如白胶从腰脚中出，以白皂沐浴，避风 1 日。每 5 日 1 作，治疗腋臭，以痊愈为度。

方药 32：矾石 100 克。

主治：腋臭。

用法：将矾石研极细粉，以绢袋盛之，常扑腋下，治臭甚妙。

方药 33：胆矾 50 克，腻粉 10 克。

主治：腋臭。

用法：胆矾半生半熟，入腻粉为末，每取 2 克以生姜汁调匀，涂患处。治腋下狐臭，俟患者自感十分热痛乃止，数日一用，以治愈为度。

方药 34：水银 5 克，胡粉 10 克。

主治：腋臭。

用法：将上药共研，以面脂和匀，频涂腋下，腋臭蠲可。

方药 35：赤石脂 50 克，轻粉 5 克，蜘蛛 3 只。

主治：腋臭。

用法：上药将赤石脂以黄泥包裹煅透，取之与轻粉共研，次将蜘蛛捣烂，3 药和匀，加醋调和如糊状，以之敷腋，次日必泻下黑汁，数次腋臭乃除。

方药 36：甘遂、甘草各 30 克，精猪肉两大片。

主治：腋臭。

用法：上药将甘遂研为末，拌猪肉夹腋下，从凌晨 2 时至天明 6 时，以甘草煎汤饮之，良久，可泻出秽物。如此依法应用三五次，腋臭可愈。

方药 37：田螺 1 个，蝙蝠 1 只。

主治：腋臭。

用法：将蝙蝠煅研，以田螺水调涂腋下，随予番泻叶 10 克，沸水泡服，良久泻下。隔日 1 次，不过 10 次，腋臭遂除。

方药 38：苏子 500 克。

主治：腋臭。

用法：将苏子捣烂，取涂患处，以布袋束之，每日 1 次。治腋臭以愈为止。

方药 39：鲜生姜 500 克。

主治：腋臭。

用法：上药将鲜生姜榨汁，先以米泔水洗患处，然后再以姜汁搽之，日日用之，1 月为期，腋臭可效。

第十一章 寄生虫所致皮肤病

疥 疮

〔病因概述〕

本病为疥虫引起的接触传染性皮肤病，集体生活中易造成流行。

〔临床特点〕

皮疹好发于手指缝、手腕曲侧、肘窝、乳房周围、脐周围、大腿内侧，奇痒难忍，传染性极强。

〔中医病名〕

虫疥，脓疥，湿疥，脓窝疥，疥癣。

〔效方精萃〕

方药 1：花椒 9 克，枯矾 15 克，地肤子 30 克。

主治：疥疮。

用法：上药煎汤。用肥皂热水洗澡，将脓疥洗去，再以煎好之汤液抹患处。另将衣服煮沸消毒。

方药 2：红枣 30 克（烧成灰），水银 3 克。

主治：疥疮。

用法：上两药合研末，调鸡蛋黄（熬油）油搽患处，治干湿疥疮均有效。

方药3：黄藤根、号筒杆各500克，黎辣根1000克。

主治：疥疮。

用法：上药洗净后，切碎捣烂（干药可研末）。用75%酒精5公斤浸泡1周，过滤取液装瓶备用。用时以棉球蘸药液外搽患处，每日3~5次，连服5日。换洗衣服及被单应煮沸消毒。合并皮肤感染者，可先用黄柏、一点红、紫花地丁各30克煎汤外洗，待感染控制后再外搽上药。

备注：药液有毒，切忌入口。

方药4：硫黄、雄黄各50克，百部100克，樟脑30克，密陀僧36克，蛇床子60克，冰片5克。

主治：疥疮。

用法：将雄黄、硫黄、密陀僧捣碎，研为极细末，连同其他诸药置95%酒精150毫升中浸泡3天，用纱布去渣滤取药液，贮瓶备用。治疗前用热肥皂水洗澡，除去痂皮，取药液加温后外搽全身，有皮损处多搽，每天早、晚各1次，3天为1疗程，第4天洗澡、换衣，再重复用药。

方药5：水银、巴豆等份。

主治：疥疮。

用法：先将巴豆研末，与水银调成糊状，以不黏手可揉成小丸为宜。患者用热水洗澡，洗后马上用水银与巴豆做成的小丸往患者全身搓，一面搓一面就着火炉或火盆烤，务使皮肤发热。一则免药丸凝硬不好搓，一则使药力完全渗入皮肤。待全身搓好后，穿上衣服休息（夜晚行之较佳），避受风寒，数次即愈。

方药6：蟾酥粉、硫黄粉。

主治：疥疮。

用法：上药与油（或凡士林）调拌成膏。洗澡时，尽量地搔抓，将疥疮抓破，再以此膏涂抹患处，每天一次。轻者3天，重者5天即愈。

方药7：雄黄、硫黄、三仙丹各15克。

主治：疥疮。

用法：上药研成粉末，用布包起来，蘸樟脑丸油搽患处 3 天后即可全好。有脓的疥疮，搽过 5 天，也可消除。

方药 8：螃蟹 1 只。

主治：疥疮。

用法：上药焙干，研成细末，用猪脂油调匀外敷患处。

方药 9：百草霜适量。

主治：疥疮。

用法：上药研末，瓶装备用。搽于患处。可消炎、生肌。

方药 10：苦李根适量。

主治：疥疮。

用法：洗净、切碎，晒干后碾成细粉，过 80～100 目筛，用茶油调成糊状备用。每天洗澡后涂患处，一般连续涂 5 次即愈。（外用勿内服）

方药 11：蛇床子 90 克。

主治：疥疮。

用法：煎汤洗澡。杀虫止痒。

方药 12：苦楝子 30～40 克，鲜苦楝根皮 100～200 克。

主治：疥疮。

用法：将上药武火煎水一小锅外洗。每日 3 次，2 剂即愈。

方药 13：雄黄、花椒各适量。

主治：疥疮。

用法：共为细末，调菜油外搽。

方药 14：水银 10 克（或红粉 10 克），大枫子仁 20 克，核桃仁 20 克。

主治：疥疮。

用法：将上药放入小石臼内（不碰触铁器），捣烂如泥，不见水银星为度。匀分搓成 7 丸。每晚临睡前取 1 丸搓搽心窝处（患处不用搽药），直至 7 丸搽完为止，一般可愈。愈未彻底，可继续一个疗程。搽后局部红肿起泡者停用。

方药15：苦参30克，花椒9克。

主治：疥疮。

用法：用米泔水煎，俟温洗之。洗后避风，试干搽药。

方药16：升药底、西丁、猪板油。

主治：疥疮。

用法：升药底加西丁为末，用猪板油去膜，和药打烂，扎于夏布中，不拘时搽之。

方药17：鸡冠花根叶、苍耳草各适量。

主治：疥疮。

用法：上药共煎水洗澡．日1次，以愈为度。

方药18：蝉蜕120克。

主治：疥疮。

用法：洗净风干，焙焦研细，炼蜜为丸，每丸9克。一日2次，每服一丸，温开水送下。

方药19：苍耳子15克，海桐皮18克，樟木30克。

主治：疥疮。

用法：煎汤，先熏后洗，以愈为度。

方药20：紫背浮萍120克。

主治：疥疮。

用法：将浮萍洗净，加水煎汤，去渣，趁温洗浴。又方用浮萍草30克，木防己15克，煎浓汤，搽患处。

方药21：土烟草30克（取新鲜叶上有毛者佳）。

主治：疥疮。

用法：捣烂，泡开水洗浴。亦可用于治湿疹。

方药22：藜芦不拘量。

主治：疥疮。

用法：研细末，用生油调匀，外涂患处。亦可用于治顽癣。

方药23：藤黄3克，鸡子清一个、香油60克。

主治：疥疮

用法：将鸡子清调匀，和藤黄、入香油，熬黑以后涂患处。

方药 24：椿叶一握。

主治：疥疮。

用法：煎汤洗。

方药 25：密陀僧。

主治：疥疮。

用法：放火上烧红，以醋淬，研细末，调白茶油搽患处。

方药 26：芫花 3 克，黑胡椒 4 克。

主治：疥疮。

用法：共研极细末，加凡士林调和外搽。

方药 27：蟾蜍 2 只。

主治：疥疮。

用法：将蟾蜍养五六天，使其粪排清，活放入酒内煎，待脱皮去渣取酒，外搽。

方药 28：闹羊花 250 克。

主治：疥疮。

用法：将闹羊花全株洗净切碎，加水 2500 毫升，煎至 1000 毫升，再用热水稀释至 10 升，盆浴，每天 1 次，3 天为 1 疗程，间歇 2 天后再进行第 2 疗程。衣服亦可泡在该液中灭疥。

备注：在沐浴时，冬月宜保暖，夏月应避风，以免感冒加重病变。

方药 29：硫黄或硫酸铁各适量。

主治：疥疮。

用法：选上药取病变局部浸浴，水温 39℃～42℃，每次 20 分钟，每日 1 次，15 次为 1 疗程。

方药 30：藁本 15 克，白芷 15 克。

主治：疥疮。

用法：上药共煎水去渣取药液温浴，每日 1～2 次。

方药31：川椒30克，地肤子30克。

主治：疥疮。

用法：上药共煎水去渣取药液温浴，每日1~2次。

方药32：苦参250克，猪胆4~5枚（取汁）。

主治：疥疮。

用法：上方共煎取液，以药液淋洗患处，3日1次，可洗3~5次。对于瘙痒甚者效最优。

方药33：大枫子30克，核桃仁30克，烟叶15克，硫黄粉3克。

主治：疥疮。

用法：先将二仁捣烂，与硫黄粉合匀，涂两手生疥处，另将烟叶放泥盆中燃起冒烟，将长疥之手对准烟熏之。手要反复转动，每日早晚各熏1次，每次5~10分钟。

方药34：鱼藤15克，食醋100毫升。

主治：疥疮。

用法：将鱼藤加水500毫升，浸泡2小时，然后将鱼藤捶烂，洗出乳白色之液体（边捶边洗，反复多次），用纱布过滤去渣，再加入食醋100毫升，装瓶备用。嘱患者洗澡后，在患部皮肤外搽鱼藤水，每日2~3次，连用3~4天为1疗程。适宜于干疥。

方药35：大枫子肉500克，凡士林500克。

主治：疥疮。

用法：将大枫子肉捣烂研细，加入凡士林搅拌调匀成糊状（不要加热），涂于患处，每日2~3次，一般3天即愈。

方药36：硫黄5~10克，凡士林90~95克。

主治：疥疮。

用法：将硫黄研成细末，与凡士林调和拌匀成5%的硫黄软膏。先用热水及肥皂洗澡，然后用硫黄软膏自颈以下涂搽全身，每日早晚各搽1次，用药期间不换衣不洗澡，第4天再洗澡换衣，原来衣被要煮沸日晒，两周后如仍痒或发现疥虫者，应按上法继续治疗。

方药 37：风化石灰，醋浆。

主治：疥疮。

用法：水调涂患处。

方药 38：川乌头 7 枚（生用）。

主治：疥疮。

用法：捣碎，加水 1000 毫升，煮至 300 毫升，去渣，温洗患处，不能内服。

方药 39：薄荷、百合各 20 克。

主治：疥疮。

用法：水煎外洗，然后以白果捣烂外敷。

方药 40：明矾、盐卤、花椒各适量。

主治：疥疮。

用法：米泔水煎汤，外洗。

方药 41：酒精 200 毫升，硫黄 20 克，开水 50 毫升。

主治：疥疮。

用法：上药与开水泡在一起，每天夜晚用棉花球蘸药水搽洗患处。

方药 42：鲜苦参 200 克。

主治：疥疮。

用法：上药洗净切片，加水煎成 2 000 毫升的药液，每晚洗搽患处，再轻轻点搓皮损部位，使药液充分渗入，发挥杀虫作用。

方药 43：虾蟆 2 只，瘦肉 50～100 克，陈皮 3 克。

主治：疥疮。

用法：虾蟆先用米泔水养 2 天，剥去皮、头、爪、内脏，再用清水浸泡 2 小时，与后二味煲汤趁热服食。

方药 44：硫黄 12 克（研末），豆腐 135 克。

主治：疥疮。

用法：将硫黄末渗入豆腐内搅匀，兑适量温开水 1 次服下，服后发汗，小儿用量酌减。

方药45：青蒿30克，苦参30克，白矾20克。

主治：疥疮。

用法：上方煎2次，取汁以第2次汁洗搽身体后，再用药棉蘸头汁搽疥疮局都，每日3~4次。

方药46：生鸡蛋、硫黄。

主治：疥疮。

用法：生鸡蛋清倒出，装入硫黄，面糊蛋口；放于火上烧熟，剥去蛋皮，把蛋黄和硫黄放在小瓦上，置于文火上焙，至药品全部化为糊状为止；放凉，香油调之，涂于患处，外缠纱布。日换1次，3天即可痊愈。

方药47：千里光50~00克（鲜品适量）。

主治：疥疮。

用法：将千里光加适量的水煎沸后约10分钟倒盆内，去渣，用毛巾浸泡后洗患处。每日1~2次，每次30分钟，1天3~4次可愈。

方药48：鲜大将军200克。

主治：疥疮。

用法：取新鲜大将军加水量煮半小时，待温凉后外洗患处，每天1次，连续外洗1周以上。

方药49：鲜象鼻草500克。

主治：疥疮。

用法：将象鼻草捣细，加水煎煮半小时左右冷却后外洗患处，每天2次，连洗1~2周。

方药50：硫黄末9克，白酒90毫升。

主治：疥疮。

用法：先将硫黄末分为3小包，每天内服1小包，用白酒30毫升送服，3天服完，10岁左右的小孩减半。

方药51：硫黄、韭菜适量。

主治：疥疮。

用法：先将适量韭菜在铁锅内炒热，用纱布包之，适当捏紧使其有少许汁出，蘸一下硫黄，趁热遍搽全身，每天外搽 1 次，连用 3 天。

方药 52：尚勒（黎罗根）适量。

主治：疥疮。

用法：黎罗根磨成细粉，调茶油或凡士林涂搽患处。

方药 53：马钱子适量。

主治：疥疮。

用法：用马钱子磨醋外搽，3 天后痊愈。

方药 54：山牡丹（枯叶）1000 克，鹿梨根 1000 克，生姜 500 克。

主治：疥疮。

用法：上药咬咀。以水 50 千克，煮三五沸，浴之。久患疮疥者，不过三五次浴取效。初用药时，亦未知觉，浴至三五次，皮肤痛即愈。

方药 55：黑豆。

主治：疥疮。

用法：以长形铁皮筒装满豆粒，两头盖封，一头铁盖上钻小孔若干，用细铁丝缚定斜向悬架，于炭火盆上烧灼，有孔一头向下，下接一碗，黑豆烧灼后有油滴下，色如胶漆，这就是马科豆油，用来涂搽患部，有效。

方药 56：椰子壳半个。

主治：疥疮。

用法：放炭炉上，以炭火焙烤，即会有油质渗出，留在椰壳中心，用脱脂棉蘸油搽患部，或以油煮滚，趁热涂敷。

方药 57：白乳鸽 1 只，绿豆 150 克，白酒 15 克。

主治：疥疮。

用法：将乳鸽除毛去内脏杂物，洗净，将绿豆纳入鸽腹内，加酒、加水炖煨至熟，可食可饮，每日 1 次。

方药58：松香60克，真蛤粉15克，青黛7.5克。

主治：小儿疥疮。

用法：上药为末。用烛油调搽，或干搽之。

方药59：白鸽肉适量。

主治：疥疮。

用法：炒食，以酒送服，每日1次。

方药60：明雄黄、白矾各等份。

主治：疥疮。

用法：上药均研末备用。用清茶调化药末，蘸搽患处。

方药61：雄黄（通明，手呵破者）、黑狗脊、蛇床子（炒）、熟硫黄各15克，寒水石18克，斑蝥13个（去翅、足、毛，研碎）。

主治：疥疮。

用法：上药另研雄黄、硫黄、寒水石如粉，次入斑蝥、蛇床子和黑狗脊为细末，同研匀。先洗疥癣，令汤透去痂，油调手中搽热，以鼻中嗅三两次，搽患处，可一上即愈。

方药62：蝮蛇1条，人参15克，白酒1000克。

主治：疥疮。

用法：将蛇置于净器中，用酒醉死，再加入人参，一起浸泡7日后备用。不拘时频饮，随量。

方药63：老露蜂房1个，茶油适量。

主治：疥疮。

用法：蜂房焙干研末，茶油调匀，外涂患处，每日1次。

方药64：蜂蜜120克，糯米120克，干曲150克，熟水500克。

主治：疥癣。

用法：上药共入瓶内，封口7日即成，去渣备用；或以蜜入酒亦可。1日3次，每次食前温服1杯。

方药65：鲜浮萍（洗净）60克，醇酒250克。

主治：疥癣。

　　用法：细捣烂鲜浮萍，与醇酒共浸于净器中，经 5 日后开取，去渣备用。取适量涂抹患处。

　　方药 66：胡荽（切细）120 克。

　　主治：疥癣。

　　用法：先取酒 2 杯煮一二沸，入胡荽再煎数沸，候温，收瓶备用。每次用口含一大口，自项至微喷之，勿喷头面，使病人左右常令有胡荽气。

　　注：因热毒壅盛而非风寒外束所致的疹出不快，忌用此法。

　　方药 67：楮叶 25 克。

　　主治：疥癣。

　　用法：将上药捣烂，涂于患处。

　　方药 68：英粉（炒黑细研）60 克，藜芦（去芦头，为末）、马肠根（为末）各 0.3 克。

　　主治：疥癣。

　　用法：上药为细末和匀，用生油调涂疥癣上。

　　方药 69：五倍子适量。

　　主治：疥癣。

　　用法：为细末，米醋熬成膏，先抓破患处，后以膏涂之。

　　方药 70：硫黄 30 克，铁锈 3 克，红砒 1.8 克。

　　主治：遍身癞疥疮毒。

　　用法：上药共研细末，以葱汁调和，涂入大碗内，以碗敷于瓦上，燃艾熏药；熏干后敲药碗声与空碗无异为度；将药刮下，再研极细。用时取香油和药粉，于两手掌内搓摩发热后搽患处，早晚各一次。

　　方药 71：珍珠粉、蛇床子各适量。

　　主治：疥疮。

　　用法：二药研粉，以凡士林适量调成软膏，外涂患处，每日 2 次。

方药 72：狼毒 30 克，水银 9 克。

主治：疥疮。

用法：先将狼毒研极细末，再入水银和匀，置于布袋内（细布做），临睡时仰卧放入心口，约 1 周左右，疥疮可全部清除，无其他反应。

方药 73：苦参 100 克，荆芥（去梗）500 克。

主治：风湿热毒攻于皮肤，时生疥癞，瘙痒难忍。

用法：上药共为细末，水糊为丸，如梧桐子大。每服 30 丸，食后用好茶或荆芥汤送下。

方药 74：豆薯子 100 克，40% 酒精 500 毫升。

主治：疥疮。

用法：将豆薯子炒黄，碾成 1~2 毫米大小，置酒精中浸泡 48 小时后备用。治疗前先将药液加热至微温，涂于患处，每日 3 次。并发感染者，将本药加蒸馏水一倍稀释后，局部做湿热敷，每次 15 分钟，每天 2 次，收敛后，再外涂，7 天为 1 个疗程，可治疗 1~2 个疗程。